骨を接ぐ者

柔道整復師ほねつぎ論

稲川郁子
Ikuko INAGAWA

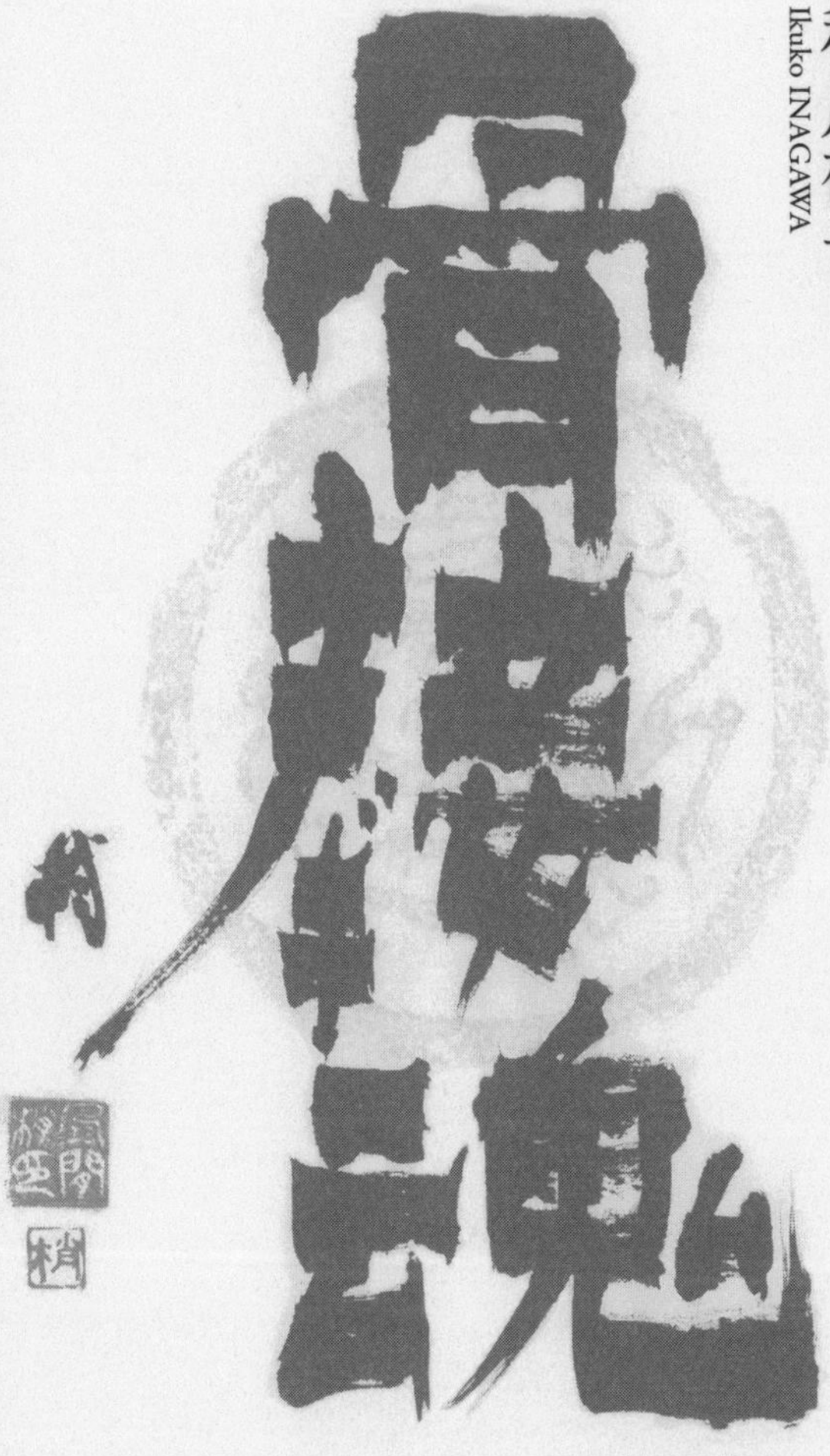

ナカニシヤ出版

目次

＊コラム一覧

凡例

1. 取材協力者のインタビューデータを引用する場合は〈 〉で当該文章を括った。引用文中、中略は「…」で示した。発話の途中および原文の途中からの引用の場合は、引用冒頭に「…」を付した。インタビューデータについては、協力者による引用の許可を得ているもののみを使用している。なお、協力者から意図しない差別的意味を持つ語句が語られた場合は、そのまま引用した。
2. 取材協力者および言及した人物の敬称は、発話の中で「先生」「教授」などと述べられた場合を除き、「氏」「夫人」、文脈に応じ「医師」に統一した。
3. 本文中に、取材者からの取材協力者に対する発話の記載が必要であると判断した場合は、「――」で引用した。（コラムを除く）
4. 文献の引用文中、中略は「……」で示した。原文の途中からの引用の場合は、引用冒頭に「……」を付した。
5. 筆者が補足的な注記を引用文中で行う場合は［ ］と記し、括弧内に補足事項を記した。必要がある場合には［筆者注：］と記し、続けて補足事項を記した。
6. 引用文中にみられた不自然と思われる語句および表現、ならびに誤用に関しては、原文のままで引用した。その場合、直後に［原文ママ］と表記した。
7. 柔道整復師が開業した場合に用いることができる名称には、「接骨院」「整骨院」「ほねつぎ」「骨接ぎ」「柔道整復」がある。本書では、柔道整復師の開業形態を一般的名称として記述する場合は「接骨院」に統一した。固有名詞の場合は実際の名称を記述した。
8. 本書において、「ほねつぎ」は柔道整復師の別称として、「骨接ぎ」は治療としての整復行為の別称として用いた。

骨を接ぐ者

——柔道整復師ほねつぎ論——

序章　柔道整復師とは何ぞや

1　骨の接げるほねつぎと骨の接げないほねつぎ
――本書の意義

あなたは、接骨院（整骨院）を受診したことはあるだろうか。

接骨院で治療にあたるその人物は、柔道整復師という資格を持っている。柔道整復師、通称「ほねつぎ」である。

あるいは、あなたは柔道整復師、もしくは柔道整復師を志す方かもしれない。あなたは柔道整復師という存在を、そもそもどのような仕事をする職種だとお考えだろうか。

本書は、これから柔道整復師を目指す学生や若い柔道整復師、また、臨床・養成校を問わず、柔道整復師の教育に携わる方を対象に書かれている。また、「ほねつぎ」という存在に興味を持ち本書を手に取られた一般の方にも理解しやすいような記述を心がけた。本書は、すでに柔道整復の世界に身を置く方々にとっては、一部に退屈で冗長だと感じられる可能性のある記述を含む。しかし、まずは多くの方に柔道整復師のことを知っていただくために、この職業をおおまかに捉えてみたい。

日本には、骨折や脱臼に対する治療行為が法的に認められている職業がふたつある。ひとつは医師、もうひとつが柔道整復師である。本書は、同じ運動器に生じた怪我を対象とする職業であるにもかかわらず、その認知度は医師と比べるべくもない柔道整復師という職業を題材としている。

柔道整復師は国家資格である。ほねつぎ、接骨師ともいい、本書の筆者もそのはしくれである。その名称が表すように、骨折や脱臼をはじめとする運動器（骨、筋、腱、関節、靭帯など）に生じた外傷に対し、徒手による「骨接ぎ」を中心とした治療（施術）を行う。かつて、柔道家が門弟の怪我に独自の技術を以て対処していたことから、その名に「柔道」を冠する。具体的には、外科手術や投薬を行わずに、運動器に発生した損傷に対し、損傷部位を徒手にて好ましい状態に戻し（整復）、復位させた骨などを包帯や副木など種々の材料を用いて固定し（固定）、治癒経過に合わせて各種の方法や機器を用い回復させ（後療）、治癒に導く。柔道整復師が開業した場合、これらの治療には国民健康保険や社会保険などの公的医療保険が適用される。冒頭に述べたように、一般には接骨院、整骨院の先生として知られ、日本人にとって地域のほねつぎは身近な存在であるといえるが、国家資格であるにもかかわらず職業名称の認知度は低い。なお、本書では職業名称としての呼称を「ほねつぎ」、柔道整復師の行う徒手整復の技術を「骨接ぎ」と表記し区別することとする。また、柔道整復師の開業形態である接骨院、整骨院については、固有名詞を除いて「接骨院」の表記に統一する。

かつて柔道整復師は、地域のほねつぎという重要な社会資源として存在していた。「していた」と記したのは、「ほねつぎ」であるはずの柔道整復師の業務の中核が、現代においては、ほとんど「骨接ぎ」ではなくなっているからである。その結果、「骨の接げないほねつぎ」が増加し、柔道整復師の「ほねつぎ」としての技能の低下と、行き過ぎた拡大解釈による職域の不明瞭化、その施術が時に越権、ともすると違法行為と認識されかねない状況が深刻化している。本書は、柔道整復師が骨折や脱臼を放棄する、つまり骨の接げないほねつぎが量産され、骨の接げるほねつぎが減少し続けている現状への憂慮に立脚する。

本書では、衆目が一致するとりわけ高度な技量を持つ「骨の接げるほねつぎ」である柔道整復師（熟達の柔道整復師：expert judo therapist）に焦点を当て、彼らの柔道整復師としての歩みを記述することにより、柔道整復師のほねつぎとしての姿を記録し、またその存在の現代的意義についての考察を試みた。この記録は、今後、現代の柔道整復師が「ほねつぎ」となるための指針となりうる。

取材の最中であった二〇一一（平成二三）年、本書のいわば主人公である門井《かどい》伸夫《のぶお》氏が亡くなった。そして本書の完成が間近であった二〇一九（令和元）年九月、もう一人の主人公である牧内《まきうち》與吉《よきち》氏も鬼籍に入《い》られた。二人とも、ほねつぎとして地域医療に生涯を捧げた「骨の接げるほねつぎ」の化身のような人物であった。柔道整復師の未来を憂い、本書のもととなった研究を全面的な協力を以て応援してくださった方々でもあった。改めて、ほねつぎとしての柔道整復師の姿を記録しておくことは、重要で、そして急ぐべきことであると認識した。

2　ほねつぎ今昔
――史実と現況

柔道整復術とは、柔道整復師が行う治療（施術《せじゅつ》）を指す。柔術の活法を源流として発展した日本古来の医療技術で、明治以降は海外の影響も受けながら発展し、運動器の損傷を回復させる技術として広く普及し、国民医療の一端を担ってきた。ちなみに、医師に医師法があるように柔道整復師にも柔道整復師法があるが、柔道整復師の身分法であるにもかかわらず、柔道整復についての明確な定義がなされていない。一九九〇（平成二）年の厚生省（当時）健康政策局医事課編集による柔道整復師法の逐条解説によれば、「柔道整復師の業務は、脱臼、骨折、打撲、捻挫等に対してその回復を図る施術を業として行うものである」とされている。また、一九七二（昭和四七）年の長野地裁松本支部判例によると、「柔道整復師に許された柔道整復とは、打撲、捻挫、脱臼及び骨折に対して、外科手段、薬品の投与等の方法によらないで、応急的若しくは医療補助的方法により、その回復をはかることを目的として行う施術を指称し、脱臼・骨折については応急手当をする場合以外は、医師の同意がない限り患部に対する施術は許されない」ものとされた。

ここで柔道家と接骨業の関係、また柔道整復師の名称についてふれておきたい。日本の医学は、明治維新以前は、漢方と蘭学の医学が中心であった。維新後は明治政府によってオランダ医学に源流のあるドイツ医学へと転換され、西洋医学を柱に据える医療制度改革が行われた。一八七四（明治七）年に医制[1]が、一八八三（明治一四）年の太政官布告により医師免許規則が制定され、接骨業は事実上廃止された。これにより歯科のみが存続することとなり、産科、眼科、整骨科（接骨）は医科に統合され、接骨業の既得権者にも医術開業試験が課せられることとなり、一部を除く接骨業者は廃業に追い込まれた。一八八五（明治一八）年の内務省通達、入歯歯抜口中療治接骨営業者取締方によって、接骨業はさらに追い込まれる事態となった。一九一一（明治四四）年には按摩術営業取締規則および鍼術灸術営業取締規則によって、按摩と鍼灸の営業は公認されたが、接骨には公認の動向はみられなかったとされる。このような時代を背景として、一九一二（明治四五）年、柔道家による接骨業公認運動が興り、一九一三（大正二）年には、各流派の柔術家たちが「柔道接骨術公認期成会」を結成し、積極的な運動を行った。一九一四（大正三）年には、講道館長の嘉納治五郎の賛助を得て、公認に関する請願書が貴族院、衆議院の両院に提出された。三回に及ぶ請願書の提出を経て、一九一六（大正五）年、衆議院より柔道および接骨術の起源についての質問書が出された。これに対し柔道接骨術公認期成会は、「柔術の元祖秋山四郎兵衛義時」が「柔術教授中の関節の脱臼、捻挫及び骨折傷」を「治療する必要を感じ、柔術家として特に研究し、柔術家独特の治療法として伝統的に継承され今日に至るもの」、「柔道整復術はエンピリズム[2]すなわち機械的実験に基づくもの」と答弁書を提出し、衆議院に採択されるに至った。一九二〇（大正九）年には、按摩術営業取締規則に、同規則の改正というかたちで、「本令ノ規定ハ柔道ノ教授ヲ為ス者ニ於テ打撲、捻挫、脱臼、又骨折ニ対シテ行フ柔道整復術ニ之ヲ準用ス」の一文が盛り込まれた。政治的な理由から「接骨」の語を使用できなかった背景があるとされるが、この際初めて公的に「柔道整復術」という名称が用いられた。「接骨」ではなく、「柔道整復」が採用された経緯については、海老田による詳述がある（海老田 二〇一八）。

同年に行われた第一回の資格試験では一六三名が合格したとされ、この時の受験資格は「柔道の教授を為す者」であって、「医師または柔道整復師のもとで四年以上臨床実習を行った者」であった。一九三二（昭和七）年、大阪に全国初の柔道整復師養成施設となる大阪接骨学校が設立され、柔道整復師の養成は旧来の徒弟制のみによる養成から養成施設（学校）による養成へと遷移してゆく（後述）。これら柔道整復師の史実については、湯浅による詳述がある（湯浅 二〇一六）。

　医師不足が顕著であった一九七〇年代頃まで、柔道整復師は整形外科医の代替的役割、特にプライマリ・ケア[3]を担う存在として地域医療に多大な貢献をしてきた。骨が折れたらほねつぎへ、関節が外れたらほねつぎへ行くのが当たり前であった時代である。現在、特に都市部での医師不足が解消し、骨折・脱臼患者の多くは整形外科医のもとを訪れるようになり、運動器治療における柔道整復師の役割は終焉したと考えられることも多い。画像診断機器や各種手術療法の発達に伴い、骨折や脱臼の患者はプライマリ・ケアの段階では、接骨院ではなく整形外科を受診する傾向にある（新井 二〇一六：一〇六）。古くから信頼を得、確かな技術を持つ一部の柔道整復師のもとへは、今もなお多くの骨折・脱臼患者が訪れているが例外的である。さらに、かつては緩やかな適応がなされていた柔道整復師法第一七条「施術の制限」は、厳格に適用されるようになり、より骨折・脱臼患者のほねつぎ離れが加速している。「施術の制限」とは、「柔道整復師は、医師の同意を得た場合のほか、脱臼又は骨折の患部に施術をしてはならない。ただし、応急手当をする場合は、この限りではない」という条文で示され、柔道整復師が骨折と脱臼の患者に対し骨接ぎ、またその後の治療を行う場合は、応急の場合を除いて、医師の同意が必要ということである。患者にとっては、柔道整復師にかかってもその後医師への再診を求められるのであれば、二度手間となるため、最初から医科を受診した方が合理的ということになる。

また、一九九七（平成九）年のいわゆる福岡裁判（一四頁コラム参照）以前、全国に一四校しか存在しなかった柔道整復師養成校は二〇〇九年以降は一時一〇〇校を超え、柔道整復師の数そのものも激増した。養成校の増加は教員、教育の質の低下を招き、さらに激増した有資格者による過当競争の渦中では、手のかかる、またハイリスクな骨折や脱臼患者は敬遠される傾向がある。これらの流れの中で、すぐれた、また膨大なほねつぎの持つ「骨接ぎ」の知識や技術の伝承は困難となり、「骨の接げないほねつぎ」が急増し、しかし開業すれば「接骨院」を標榜するという矛盾が起きている。

では現在、骨の接げない（あるいは接がない）ほねつぎは何を以て業務としているのか。述べてきたように、柔道整復師の本来の業務は、骨折・脱臼・打撲・捻挫など運動器の外傷に対する徒手による治療である。原因と結果の因果関係が不明瞭な、いわゆる慢性疾患は業務の対象ではない。しかし、超高齢社会を迎えた日本においては、慢性疾患を抱える患者は増加の一途を辿り、柔道整復師に対する社会的な需要は、骨折や脱臼などの急性外傷から慢性的な腰や膝、肩などの痛みに遷移してきている。その他にも、スポーツ選手の日常的なケアなど、急性外傷に対する施術以外にも柔道整復師が職能を発揮できる場面が増えてきた。そこで多くの柔道整復師は、業務の軸足を「骨接ぎ」から外し始めた。接骨院における柔道整復師の施術には医療保険が適用とされると述べたが、保険の適用となるのは、あくまで柔道整復師の業務対象とされる骨折・脱臼・捻挫・打撲・挫傷の五種の急性外傷、つまり怪我のみである。急性外傷以外の痛みや日常的なケアを目的とした施術を、公的保険を用いない自費診療として行う分には問題はなく、開業柔道整復師の間で自費診療導入の傾向は加速している。しかし、本来は業務範囲外である慢性疾患患者の痛みの「原因を見つけ出し」、保険が適用となる怪我の名前をつけて外傷として施術し、保険請求を行う例が蔓延するようになった。この現状は、柔道整復師業界の外部、とりわけ職域が重複する整形外科医、また公的医療保険の保険者から厳しく批判されている。また、「接骨院」と標榜しておきながら骨折・脱臼の治療は行わないと公言してはばからない柔道整復師も存在し、このような実情では骨の接げるほねつぎが育つのは困難である。

養成校においても、本来の業務である骨折・脱臼をはじめとする運動器外傷の治療に興味を示さない学生が出現し、さらに「骨の接げないほねつぎ」である教員が教壇に立つ例も珍しくなくなり、養成校の資格予備校化が懸念されている。また、国家資格者の資質の管理について、柔道整復師は医師のような強制力を伴う卒後臨床研修制度[4]を持たない。柔道整復師法にはこれに類する規定はみられず、柔道整復師は資格さえ取得すればその能力や臨床経験に関係なく「業務」を行い、また独立し開業することが可能であった。二〇一八（平成三〇）年、ついに厚生労働省は柔道整復師の開業要件に制限を設け、通達を行うに至り、ようやく経験不問で開業でき接骨院を標榜できてしまう大きな問題に一石が投じられた[5]。

柔道整復師の行う骨折・脱臼に関する骨接ぎの技術（整復）、患部を安全に保持する技術（固定）、その後の機能回復を図る技術（後療）は、実際に患者に触れて多くの経験をして初めて体得できるものであり、これが柔道整復師の施術が経験医療といわれる所以である。述べたように、知識と技術、そして経験の伝承は、その集団の先達から新入りへと伝承され、徒弟制により支えられてきた経緯を持つ。かつては臨床の現場において、師匠から門弟へ暗黙知[6]を含む英知伝承がなされる形態が一般的であったが、一九五一（昭和二六）年、文部厚生共同省令により、柔道整復師は養成校を卒業した後、あるいは卒業見込みにより資格試験を受けることとなった。現場における技術、知識の習得のほか、資格を取得するために養成校における養成が行われるようになり、現在は専門学校と大学（短期大学含む）において養成が行われている[7]。もちろん、学校で教えられる形式知のみで必要な知識と技術が獲得できるわけはなく、多くの初学者は「研修」と呼ばれる形態で実務を行い、暗黙知を中心とした実践的な知を獲得しようとする。この場合の研修とは、資格を取得して間もない柔道整復師や養成校の学生が、実際に接骨院や整形外科に勤務しながら先輩や師匠から仕事を学ぶ形態の通称をいう。実習や見学と異なり、業務の一端を担うことが特徴で、第2章および第5章で述べる正統的周辺参加による学習が典型的にみられることが多い。柔道整復師が「ほねつぎ」になろうとしたとき、質、量ともに十分な研修、つまり適切な「場」と適切な指導者と邂逅した者は骨の接げるほねつぎに育っていくが、そのような場や指導者にめぐり会えなかった場合は、「ほねつぎ」としての高度な知識や技能を獲得することは困難となる。

他の職種でも同様のことがいえるように、養成校や講習会などで獲得される形式知だけでは、高度な知識、技能を有する柔道整復師となることはできない。高度な専門性を獲得しさらに熟達の領域に至るためには、現場での膨大な、しかも徹底した経験が必要となる。この事実は普遍的なものであるが、現在の柔道整復師の中には、徹底した現場経験の必要性を軽視あるいは無視し独立しているような者も多い。

三宅は、多くの熟達化研究や状況論的学習研究が明らかにしている、人が何かに上達するまでの学習過程の特徴として、「かなりの量、たとえば数千におよぶ時間がかかる」ことを指摘している（三宅二〇〇四：一七－三一）。また、同様に、チェスのグランドマスター（最高位）の水準に達した人物で一〇年以上の集中的な訓練を積んでこなかった者はいない（Simon 1973：394－403）ことがわかっており、さらに音楽における広範な研究においても、傑出した存在になるには一〇年以上の献身的な訓練が必要（Sloboda 1996：287－309）であることがわかっている。また、次章でもふれるが、西ベルリン音楽アカデミーのバイオリニストの研究から、最高ランクのバイオリニストたちは二〇歳になるまでに平均一万時間以上の練習を積んでおり、さらにこれには例外がないことが明らかになっている（Ericsson 1993）。つまり、いずれの領域においても、傑出（熟達）の域に突入するには最低でも一〇年、一万時間以上の、それも徹底した修練が必要であるとされる。この事実は、柔道整復師においても例外ではないと考えられる。熟達者は、その領域に関わる膨大な形式知と暗黙知を持っている。知識や技術、さらにそれらに経験という要素を加味した「英知」が彼らにどのように伝えられ、また彼らがそれをどのように伝えてきたのかを記録しておくことは、本書の目的のひとつである。

3　本書の構成

本書に通底するのは、柔道整復師はどのような過程を経て骨が接げるようになるのかという問いである。この問いには、「骨の接げるほねつぎ」として熟達の領域に至った者が、何を以て熟達者なのかという問いが付随する。多くの領域における熟達化研究からもわかるように、熟達化には個々人にそれぞれの道程があり固有の要素がある。したがって、この問いに答えを出すためには、熟達の領域に至った柔道整復師について、その実像を記述するだけでなく、さらに関連領域の言説と突き合わせながらの解釈の過程を要する。本書は序章を含め全七章で構成され、最終的に上述の問いに一定の答えを導出する構造となっている。

第1章では、柔道整復師の行う骨接ぎ、つまり徒手整復の意義と価値について、さらに法的に連携が求められ、実務を行ううえでも必須である医師との連携（医接連携）について述べる。

第2章では、取材対象とした柔道整復師および彼らの傍らに存在する（した）人物を対象とした語り narrative に着目し、記述していく試みの意義について述べる。また、取材対象を選定した理由を述べつつ協力者の属性、筆者のポジショナリティについて言及する。

第3章と第4章では、「骨の接げるほねつぎ」本人、また周囲の人物の語りから、二人の青年が柔道整復師を志し、骨の接げるほねつぎとなり、やがて熟達の領域に至るまでの過程、その過程で生じた職業観や教育観などに照準を合わせた記述を試みる。

第5章では、正統的周辺参加論、ケアリング論、経営学領域の論考に依拠しながら、「骨の接げるほねつぎ」、さらに「熟達の柔道整復師」に至るための過程とその要素に関する考察を展開し、一定の結論を導く。

終章では、各章の考察を踏まえつつ先述の問いに対する結論的考察を行い、柔道整復師の養成また教育に対して新たな課題を提示する。

コラム

福岡裁判

福岡県の柔道整復学校設立希望者が、一九九六（平成八）年六月に新規柔道整復専門学校設置許可申請書を厚生大臣（当時）に提出したが、柔道整復師の従事者数は相当増加している状況にあり、養成施設を新たに設置する必要性が見出し難いという理由で新規参入を認めないとされた。そこで学校設立側は福岡地方裁判所に提訴、一九九七（平成九）年一〇月に第一回の裁判が行われ、その後、複数回の裁判を経て一九九八（平成一〇）年八月、福岡地裁において柔道整復師養成施設不指定処分取消請求事件の判決が下され、以後、厚生省は養成施設指定規則さえ満たせば設置を認める方針に転換することとなった。このため、この判決を契機に全国で柔道整復師養成学校が乱立し、柔道整復師数も激増することとなった。

（1）　三七条「産科、眼科、整骨科及ビ口中科、専ラ一科ヲ修ムル者ハ各局部ノ解剖、生理、病理及ビ手術ヲ検シテ免許ヲ受ク」

（2）　エンピリズム：エンピリシズム empiricism「経験主義」「経験論」。知識の源泉は理性ではなく、もっぱら感覚的経験にあるとする哲学上の立場。経験主義。経験哲学（『大辞林』）。

（3）　プライマリ・ケア primary care：疾病の初期治療。患者が最初に利用する医療は、身近な地域の医師との信頼関係に基づき、適切な診断処置および以後の療養の方法の指導がなされるべきとする考え方に基づくもの。ＰＣ（『大辞林』）。

（4） 医師が臨床研修を受けることは、以前は努力規定であったものが、医科では二〇〇四（平成一六）年から、歯科では二〇〇六（平成一八）年から義務化された。これらは資格法である医師法および歯科医師法によって規定され、診療に従事しようとする医師・歯科医師は医科では二年以上、歯科では一年以上の臨床研修を受けなければ診療に従事することができない。

（5） 厚生労働省保険局長「柔道整復師の施術に係る療養費の受療委任を取扱う施術管理者の要件について」（二〇一八年一月一六日）。

（6） 暗黙知 tacit knowledge: 科学哲学者マイケル・ポランニー Michael Polanyi による。非言語的で包括的な知（ポランニー 二〇〇三）。

（7） 柔道整復師の養成は、専門学校、大学、短期大学で行われるが、例外的に大阪府立大阪南視覚支援学校が柔道整復師養成のための専修部を設置している。これは日本で唯一の公立の養成校であり、その他の養成校はすべて私立学校による設置である。

第1章　ほねつぎと骨接ぎ
——徒手整復と医接連携

1　切って治すか、切らずに治すか
——観血療法と非観血療法

序章で骨折や脱臼の治療に携わる職種には医師と柔道整復師の二種があると述べた。例えば骨折を復位する整復という行為に際し、医師は骨折の状態や重症度に応じ、徒手による整復も行うが手術を行うこともでき、その後投薬や入院加療を施すこともできる。一方、柔道整復師は、患者の体表からの徒手による整復しか行えない。この際、手術は「血を観る」ことから観血療法、手術に依らない治療を非観血療法（保存療法とも）と呼ぶことがある。つまり、医師は観血療法と非観血療法を選択することができるが、柔道整復師は非観血療法の一択である。したがって、治療の幅は医師の方が格段に広い。柔道整復師が骨

折や脱臼の患者と対峙する時は、「骨接ぎ」の腕を磨き治療にあたるほかない。そこで本章では、柔道整復師の別称である「ほねつぎ」の由来となった治療行為としての「骨接ぎ」（徒手整復）について、その有用性と意義、さらに柔道整復師と医師との関係について考えてみたい。

　ほねつぎは、髪結い、歌うたい、皿洗い、炭焼き、熊撃ちなど、漢熟語であったならば動賓構造、つまり動詞に目的語を加えた補足構造を持つ、その名が示すとおりの独特の職業名称である。しかし、述べているように、骨の接げるほねつぎは減少の一途を辿り、現在は柔道整復師の別称である「ほねつぎ」、「接骨師」、さらには「接骨院」が有名無実化している場合が多い。多くの患者も特に考えずに、「骨接ぎ」ではないサービスを求めて接骨院を訪れる。しかし、柔道整復師が国家資格であり、また骨折・脱臼・打撲・捻挫・挫傷の五種の「外傷」の取扱いにおいて公的保険の適用が認められていることから、柔道整復師は、運動器外傷の非観血療法の担い手として国民の健康に寄与することが求められていると考えることができる。私たちが怪我をした際、「なるべく手術しないで治したい」と考えるのは自然なことである。また、そもそも手術する必要のない怪我は労働や日常生活、スポーツの現場で多発する。そこで、接骨院は、整形外科などの医科とともに地域の医療資源として活用されてきた。

　表に骨折を非観血療法で行った場合と観血療法で行った場合の差異を示す。どちらも一長一短であるが、では、観血療法と非観血療法は、どちらがより高次の技術であるか。医師は、治療のための手段の多彩さにおいて、また、国家資格取得までに要する時間、また医学部入試を含む資格取得の難易度において、柔道整復師を凌駕する。その医師にしか許されていない手段が観血療法である。したがって、観血療法の方が高度であると考えることができ、また、一般にそのように捉えられている。しかし、長く近畿大学医学

表　非観血療法と観血療法の比較

	非観血療法（保存療法）	観血療法（手術療法）
治療の主体	医師，柔道整復師	医師
方法	体表から骨折部を操作	切開し直視下に操作
適応	比較的軽症の場合	比較的重症の場合
感染の危険性	低い	高い
手術痕	ない	残る
費用	安価	一般に高額
整復位保持の確実性	術者の技術に依存する	高い
復帰の早さ	遅い	早い
固定すべき範囲	広い（原則として２関節以上）	狭い
偽関節の発生頻度	観血療法より少ない	多い
麻酔	医師の場合，行うことがある	必須

部整形外科学教室の教授を務めた浜西は、このように述べる。

> 〔整形外科医は〕外傷のプライマリーケアー、骨折の非観血治療の『技』が教えられ、そして保存療法を実践して自信が持てるようになるまで指導される必要があろう。保存的治療の指導に比べると手術の指導はいかにも楽である。しかしたとえ楽であっても決して手術に逃げないように指導される必要もある。若い整形外科医はとりあえず何でも手術できるようになっておいて、改めて保存療法を勉強しますとよく言うが、手術治療の楽さを一旦覚えてしまって保存的治療技術の技術習得に戻れるわけはないのである。開業して地域に撃って出た時に手元に武器がないことに気付いても遅い。（浜西　二〇〇五：二三一－二三五）

浜西は、柔道整復や鍼灸、さらには国家資格不要の民間療法など、整形外科医療の周辺に存在する各種の職種やその治療を徹底的に批判した論客として知られる。二〇〇〇年台初頭、柔道整復師界では、種々の浜西の指摘はいわゆる「柔整バッシング」として注目、警戒された。柔道整復師界から種々の反論がなされたが、そのいずれも高い説得力を持つものではなかった。その浜西が、若い整形外科医に対してこのような投げかけをしている。つまり浜西は、「骨接ぎ」の苦労を知る整形外科医で、その厳しさと難しさを知るがゆえに、現代の「ほねつぎの体《てい》たらく」が許容できなかったのではないか。

筆者は、かつて柔道整復師として整形外科に勤務していた頃（柔道整復師の勤務形態については後述）、このような経験をしたことがある。休診日の当番で、先輩の柔道整復師の助手として出勤していた冬の日、二〇歳の女性が担ぎ込まれてきた。顔面蒼白、友人に身体を支えられながら、片方の腕をもう一方の手で支えていた。聞くと、友人と出かけたスノーボードで転倒し手を衝き骨折を自覚、そのまま慌てて友人の運転する自動車で下山し、自宅近くの整形外科に辿り着いたとのことである。診断名は前腕両骨骨幹部骨折。前腕には橈骨《とうこつ》と尺骨《しゃっこつ》の二本の骨があるが、その二本ともが中央部で完全に折損した、非観血療法で対処するのが難しく観血的に対処されることが多い骨折である（図1）。非観血療法が困難である理由は徒手整復の難しさにある。患者の皮膚や脂肪、筋肉などの軟部組織の上から、実際に折れている骨が見えない状況で、触診を頼りに、橈骨と尺骨を同時に、また神経や血管を傷つけることなく「骨接ぎ」を完了し、さらに骨折部がずれないように固定を施さなければならない。前腕両骨骨幹部骨折は尺骨を先に整復するのが原則であるが、尺骨を整復し橈骨の整復にかかると尺骨がずれる。また尺骨を整復すると今度は橈骨がずれるという悪循環が起こりやすい。この時筆者は、医師の指示および指導のもと、経験豊富な先輩柔道整復師の助手を務めた。当時まだ経験が浅く思うような動きのできない筆者に対し、術者（整復な

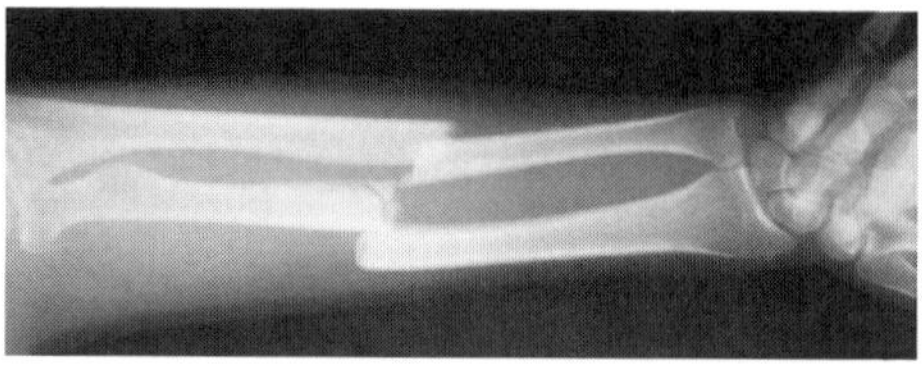

図 1　橈骨と尺骨が同時に骨折する，いわゆる前腕両骨骨折。

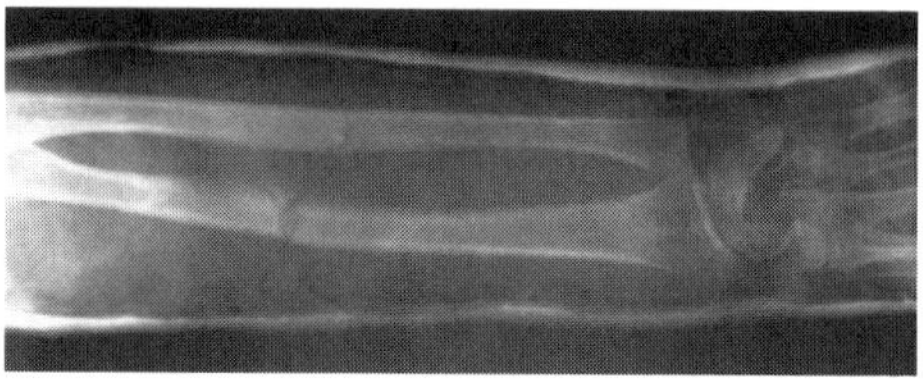

図 2　橈骨と尺骨の双方がきちんと整復されている。

どの主担当）である先輩は叱咤しつつ的確な指示を与え、ついには徒手整復とギプスによる固定を完了させた（図2）。彼女は三角巾で腕を吊り、「ギプスは重いけれど痛みはない」と、安堵の表情で帰宅していった。その後数日ほど、彼女は気を張って通院していたが、片腕が使えない状況での一人暮らしには限界があり、母親が彼女を実家に連れて帰ることになった。実家はかなりの遠方であったため転院の必要が生じ、受傷と治療の経緯を記載した診療情報提供書に整復前および整復・固定後の二枚の単純エックス線画像（いわゆるレントゲン写真）のコピーを添えて送り出した。先輩は筆者に、「あの骨折は通常は観血的に対処する骨折だから転院先では手術されてしまうだろう」と悔しそうに話した。さらに数日が経ち、彼女の転院先の総合病院から患者受け入れに関する報告と紹介への礼を記した書状が届いた。これは通常儀礼的なもので、「○○様のご紹介ありがとうございました。以後当院で加療いたします」といった程度の簡単な文面であることが多い。しかし、この時の文面はこのようなものであった。

「○○様のご紹介ありがとうございました。また、貴院の徒手整復と固定の技術に感服いたしました。しかしながら、当院には保存的に［筆者注：手術をせずに］この状態を保つ技術がございません。したがって、たいへん恐縮ではございますが、○月○日にプレート固定術を施行させていただきました」。

通常、骨折に対して非観血療法を行うとき、せっかく整復したとしてもその後の腫脹の減退に応じて骨が再びずれること（再転位）が多いため、改めて整復を行い、ギプスも巻き替える。整復がうまくいったとしても、骨が癒合し始めるまでは不安定で、整復したその位置（整復位）の維持が難しい。この時の書状に記されたコメントも、徒手整復や固定などの非観血療法の困難さを知る医師が発したものであろう。

2　医接連携

前節で、医師界から「柔整バッシング」が起こったことを述べた。本書ではこれらに関する詳述は避けるが、医師（特に整形外科医）から提起されてきた柔道整復師の問題点は概ね以下のようなものである。

- 柔道整復師の業務の対象が、骨折や脱臼など整形外科の対象疾患と重複しており、無駄な「二階建て」の構造となっている。
- しかし柔道整復師は、法的に業務範囲（骨折、脱臼、捻挫、打撲、挫傷）を規定されてはいるものの、それらの外傷についての十分な知識、技量、そして診断学を身につけていない。
- さらに柔道整復師は、業務範囲の拡大解釈により、整形外科的慢性疾患や変性疾患にまで職域を拡大しており、逸脱と言わざるを得ない。整形外科における理学療法と類似する医療行為も公然と行われている。

●柔道整復師による施術は、民間療法や代替療法としての長い歴史を持ち、古くから日本国民の生活に根づいており、かつて整形外科医の代替としての役割を果たしていた時代もある。しかし医師不足が解消した現在、その存在価値は低下し、存在を再考すべきである。

●柔道整復術と呼ばれるものは、科学的根拠に乏しく、学問的な体系が構築されているとは言い難い。そうであるにもかかわらず、大学教育が始まり、大学院の博士課程まで設置されるに至った。「柔道整復学」の、整形外科保存療法学との相対的独自性は不明瞭なままである。

●柔道整復師による業務範囲を逸脱した行為、また業務範囲内であっても誤った見立てによる健康被害は医師が対応せざるを得ない。医学的な常識を踏まえず、根拠に乏しい、あるいは根拠のない「独自の理論」を口八丁手八丁で振りかざす柔道整復師は、善良な医療を脅かす存在である。

●公的医療保険制度では、柔道整復師には独特の「受療委任制度」が認められている。保険証を提示すれば、患者は三割の自己負担分を支払い、残りは柔道整復師が患者から委任を受けたかたちで保険者から直接受け取ることができる。本来は柔道整復師が作成した療養費支給申請書を確認し、署名、捺印することになっているが、ほとんどの場合が「白紙委任」で、患者はその実態を知らないことが多い。

●しかもその審査が杜撰で、接骨院に対する療養費の支給は、医療機関と比較するとチェック体制が不十分である。現在は改善されつつあるが、一九九三（平成五）年には会計検査院に指摘された事実もある。

●柔道整復師の請求する療養費は、二〇一二（平成二四）年から微減傾向にあるものの、それ以前は病院や診療所の伸びを大幅に上回る時期もあった。さらに柔道整復師の療養費請求にあたり看過できないのは不正請求である。水増し請求や多重請求などの不正請求については、二〇〇二（平成一四）年には毎日新聞と朝日新聞、二〇〇三（平成一五）年には東京新聞などで複数回にわたって報道された。

　このような背景から、柔道整復師は、一部の医師からの厳しい批判と非難を浴び続けている。序章で述べたように、柔道整復師法第一七条には、「施術の制限」が定められている。つまり、ほねつぎの異名のある柔道整復師であるが、骨折と脱臼において骨接ぎを行う場合は、応急処置を除いて、医師の同意を必要とする。このように、法的に医師と柔道整復師は連携することが求められており、この法的な連携を含む、より広い範囲での医師と柔道整復師と職務上の連携を医接連携と呼ぶ。しかし、この医接連携を拒否する医師も多く、柔道整復師と円満な協力関係を構築している一部の医師に対して、同じ医師から激しい批判がなされることがある。また、柔道整復師養成校のカリキュラムのうち、外科学概論、整形外科学など複数の必修科目において、医師以外は講義を担当できないという制限がある。某県の柔道整復師養成校では、県内の医師に講義担当の協力を得ることができず、やむを得ず相当な遠方から協力の得られる医師を招聘しているという。その他の養成校でも、医師のみが担当可能である科目の教員の確保には苦労していると耳にすることが多い。これらの事実も、柔道整復師と医師の関係が必ずしも良好でないことの証左であろう。

　また、この現状には地域差がみられる。比較的良好な関係を保っている地域もあれば、先に示した某県のようなケースもある。そしてこの関係性の問題は柔道整復師の就職にも関わってくる。柔道整復師の開業以外の就業形態として、接骨院勤務のほかに病院や診療所に勤務する場合がある。本書で取材した二名の柔道整復師も修行時代を整形外科診療所で過ごしている。整形外科に勤務する柔道整復師は、医師の補助として骨折や脱臼などの外傷やスポーツ障害に携わり、回復に応じ後療を施す。柔道整復師の職能が大いに活かされる職場であると考えられるが、柔道整復師を協働する価値のない存在と考えている医師が柔道整復師を雇用することはない。柔道整復師を敵視する、あるいは協働の意思のない開業医が多い地域では、自ずと柔道整復師が整形外科に勤務することは困難となる。

かつて、柔道整復師は、接骨院開業を前提とした資格であった。そのため、看護師や理学療法士などの医療職養成カリキュラムにみられるような、医療機関における多職種連携に関する授業や実習はほとんど行われてこなかった。現在、柔道整復師の職域は多様化し、その活躍の場も多岐にわたるようになり、二〇一八（平成三〇）年度から導入された新カリキュラムにおいては、多職種連携を視野に入れた教育が行われるようになってきてはいる。しかし、未だ発展途上であると言わざるを得ず、多職種連携の現場に身を投じている柔道整復師は少ない。今後、激増した柔道整復師がきちんと医療資源として活用され、チーム医療の一員として認識されるためには、医接連携がますます重要となる。

3　柔道整復師と医師、ともに戦わば
——大腿骨頭すべり症の一例から

本節では、高度な医接連携に加え看護師との連携で実現した小児期の重大な股関節疾患である「大腿骨頭すべり症」の一例について紹介する。ただし本節の記述は、以下に紹介する実践方法そのものを推奨するものではない。

小児の骨、特に長管骨と呼ばれる棒状の長い骨の端には、骨端線と呼ばれる部位が存在する。骨端線の成分は軟骨で、この部分で細胞分裂が起こることで骨は縦方向に成長し、骨端線の閉鎖と同時に成長が終わる。大腿骨頭すべり症は、大腿骨の股関節に近い方の骨端線で、骨頭がすべる、つまり軟骨部が徐々にずれてしまう疾患で、放置すれば歩行や疾走に重大な障害をきたす。比較的まれな疾患であり、患児が痛みを訴える部位が大腿骨頭の存在する股関節部ではなく、大腿部や膝部などの患部外である場合が多く、診断が遅れることが多い（佐野 二〇一七：一一－一五）。

症例は一三歳の男性で、左大腿部と膝部の痛みを訴え来院した。二週前より原因なく膝と膝のやや上の外側に痛みを感じ、足を引きずりながら歩いていた。六か月前にも同様の症状があり他の整形外科を受診しており、膝への衝撃を吸収する軟骨である半月板の損傷という診断を受けている。この時、特に治療は行われず、その後痛みが軽減していたため放置していたという。来院時、股関節部に症状はなく、股関節を動かす検査において初めて痛みと可動域制限（最大まで関節を動かすことができない動きの悪さ）を自覚する程度であった。股関節は、まっすぐに寝た時に爪先が外側に向く外旋位を呈し（図3）、内旋（あぐらの反対向き、つまり股関節を内側にねじった肢位）不能で、仰向けで曲げた膝を胸に近づけようとすると下肢が外にねじれ膝を抱えることがで

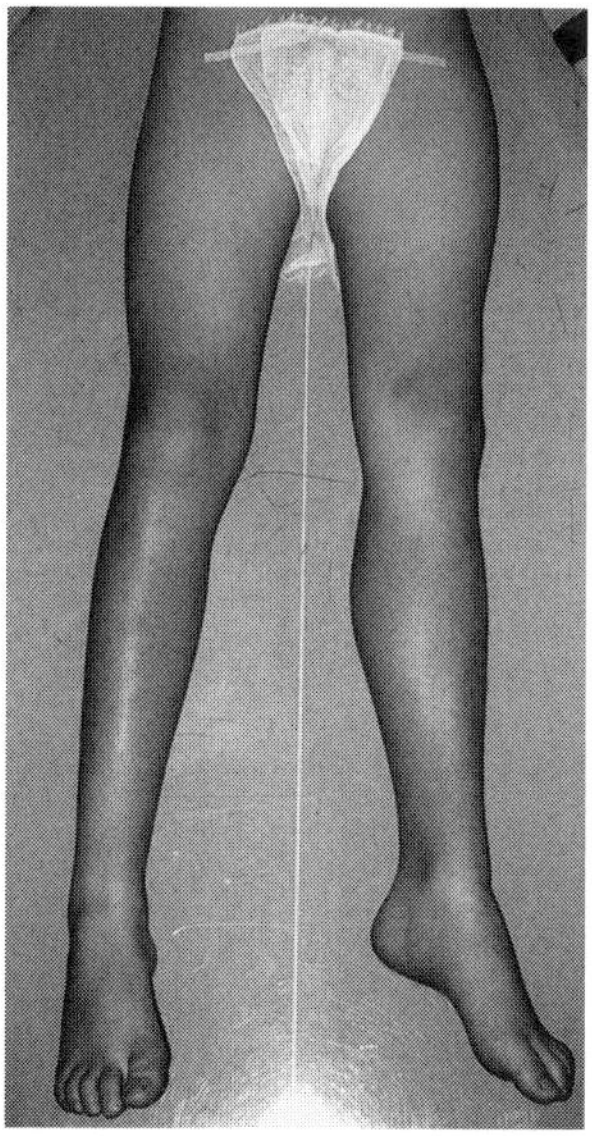

図3 初診時の外見。左下肢が外旋しているのがわかる。

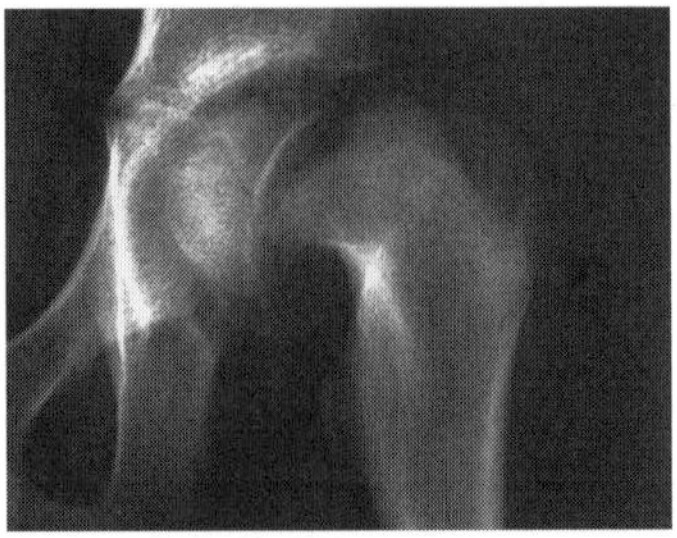

図4　初診時の単純X線画像（正面像）。骨頭のすべり角は78°である。

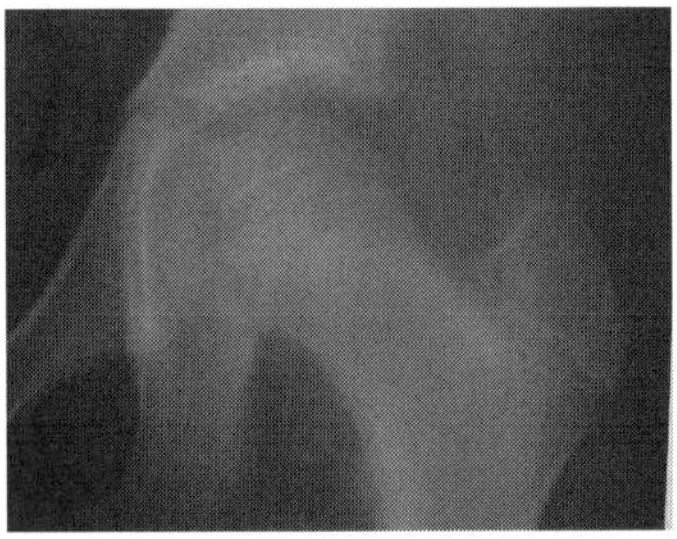

図5　整復，固定後。骨頭の転位は消失している。

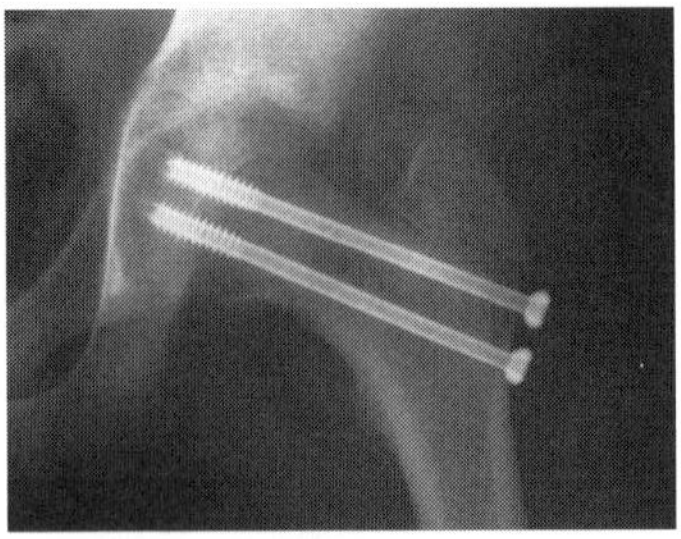

図6　術後。図5の位置のまま，スクリュー固定術が施行された。

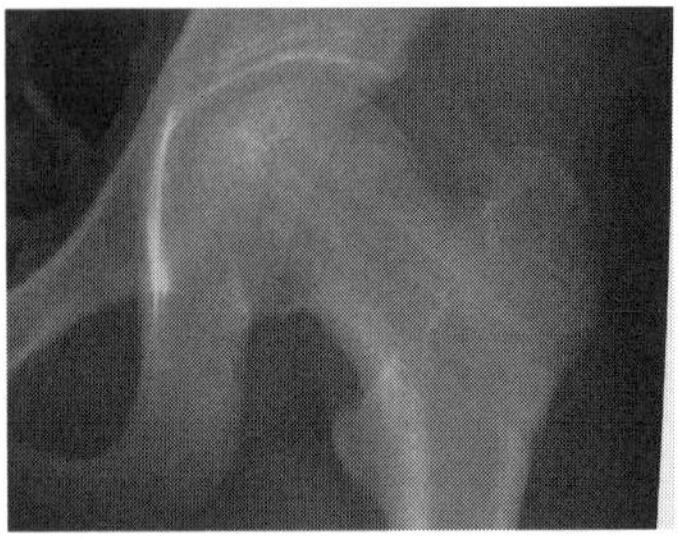

図7　術後2年7か月。骨端線はすべりの進行なく閉鎖した。

きない症状がみられた（ドレーマン Drehmann 徴候）。単純エックス線検査で得られた画像で計測したところ、骨頭のすべり角度が七八度で、重症（六〇度以上）の大腿骨頭すべり症であることが判明した（図4）（Fish 1984 : 1153 – 1168）。

この例に対して、医師の指示および指導のもと、複数の柔道整復師により徒手整復が行われ、良好な位置に戻したのちにキャスト固定が施された（図5）。四日後、キャストの股関節外側部（大転子部）に小さな開窓部が設けられ、固定した位置のまま、医師により小切開下におけるスクリュー固定術が施行された（図6）。入院期間は二日（手術当日に入院、翌日退院）であった。術後、患部はずれることなく経過し、術後一年でスクリューを抜去した。術後二年七か月時、骨端線はすべりの進行なく閉鎖し（図7）、初診時にみられた股関節の異常肢位（外旋位）は解消し、関節可動域制限も残存せず、日本整形外科学会股関節機能判定基準（JOA score）は一〇〇点満点で、運動部に所属し活動し続けることができた（図8）。

大腿骨頭すべり症の治療方針は各施設によって様々であるが、一般にすべりの角度が二〇～三〇度の症例においてはそのままの位置でのスクリュー固定（in situ fixation）が、それ以上の症例においては複雑で難度の高い技術が要求される矯正骨切り術が推奨される（野口 二〇〇六：二四八－二四九）。本例のすべりの角度は七八度であったが、徒手整復により、矯正骨切り術と比較し格段に侵襲が少ない小切開によるスクリュー固定術が可能となった。皮膚切開はスクリュー刺入部二か所、それぞれ一センチ程度であった。また、手術はデイ・サージャリー（day surgery、術後二四時間以内の短期入院手術）によって行われ、長期入院を要さず、医療経済学的に考慮しても患者の負担は少なかった。

この例は、柔道整復師の徒手整復の技術、医師による治療方針の判断と手術、さらに看護師による短期入院手術を可能とした看護実践等、多職種の連携により良好な結果を残した希少かつ貴重な例であったと考えられる[1]。本例

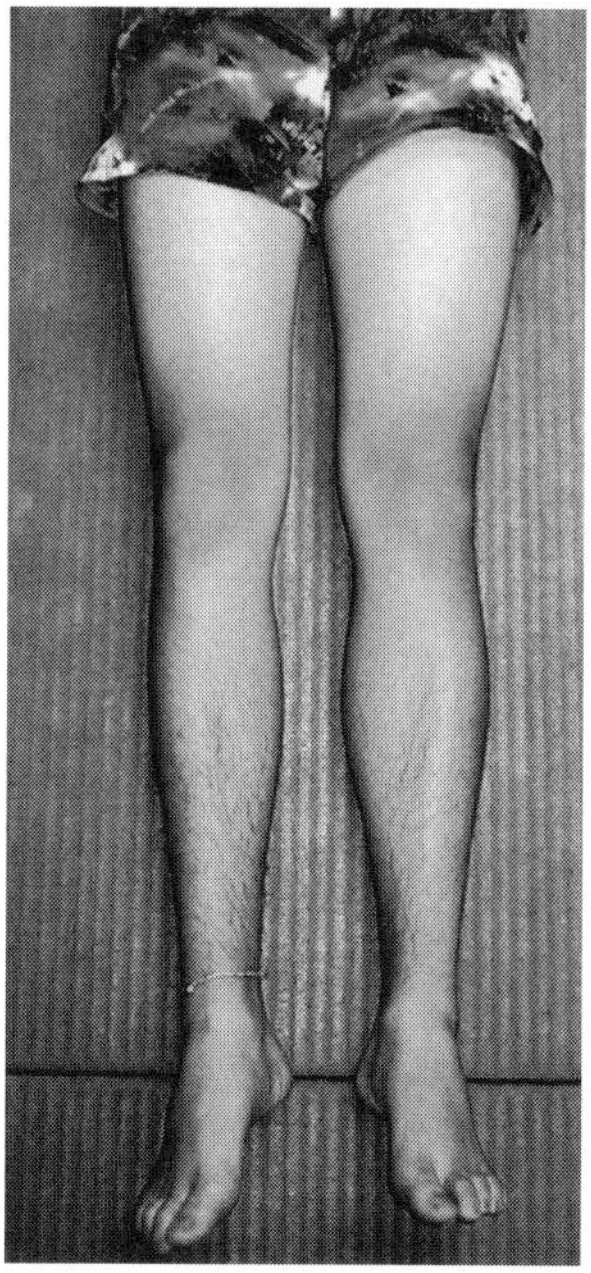

図8　初診時にみられた下肢の外旋は消失している。

のように、それぞれの職種が領分をわきまえたうえで職能を駆使することで、高度な医療が実践できる可能性がある。理想的な医接連携の前提として、柔道整復師は、きちんと骨接ぎができる、つまり徒手整復のプロフェッショナルとして存在している必要がある。

(1) 本症における治療法の選択、さらに徒手整復の是非に関しては多くの議論がなされている。詳細は拙論(稲川二〇一〇:一〇四-一一〇)を参照されたい。

第2章　ほねつぎの語りへの着目

1　本物のほねつぎを求めて

序章では柔道整復師の歴史、第1章では柔道整復師による「骨接ぎ」に関して述べた。本書は、柔道整復師のほねつぎとしての姿を記録し、その存在の現代的意義について問うことを目的としている。そのため、記録の対象には、自ずと熟達の領域に達している柔道整復師であることが求められ、「しかるべき存在」を選定しアクセスする必要があった。本書では、「しかるべき存在」として、牧内《まきうち》與吉《よきち》氏と門井《かどい》伸夫《のぶお》氏の二人の柔道整復師に焦点を当て取材を行った。その理由にふれつつ両氏の略歴について述べる。

両氏を熟達の領域に達した柔道整復師と位置付けた根拠は、第一に徒弟制において多数の、具体的には二〇名を超える弟子を育成してきたこと、次いで医師の信頼を得て活動していた確かな時期が存在し、ある地域の運動器疾患をめぐる医療に「ほねつぎ」として重大な貢献をしてきたことが明白であるという二点である。しかしながら、あくまで二名という非常に限定された対象に関する記述に留まることは、本書の限界として明確に示しておきたい。序章でふれたように、二〇〇〇年代に入り、柔道整復師の数は養成校の乱立に伴い激増した。その頃より急増したのがチェーン展開しグループ化した接骨院である。本書では、そのような接骨院によくみられる、柔道整復師を従業員やスタッフとして捉える形態ではなく、あくまで徒弟制の師弟関係において「師匠が弟子を育てる」形態を重視する。牧内氏も門井氏も、かつては弟子であり、そして師匠となった柔道整復師である。

　まず、牧内與吉氏は、一九五九（昭和三四）年に東京都練馬区で牧内整骨院を開業して六〇年を数える柔道整復師である。数年前に院長職を退いた後も患者と向き合い続け、二〇一九年九月、八六歳でその生涯を閉じた。牧内整骨医学研究会を主宰し、約九〇名もの弟子を育て、その中には現在柔道整復師界で指導的立場にある人物も多い。牧内氏自身も、柔道整復師界の学術的黎明期における指導的役割を果たし、柔道整復領域初の学術団体として設立された日本柔道整復接骨医学会の初代会長を務めた。牧内氏を知る柔道整復師は、牧内氏を評して「三度の飯より顆上《かじょう》が好き」と語る。顆上とは上腕骨顆上骨折のことである。小児の肘関節よりやや上あたり（上腕骨顆上部）に発生する重大な骨折で、治療が困難で後遺症も問題となる。牧内氏はこの上腕骨顆上骨折治療の名人であり、現在でも養成校で使用されている教科書『柔道整復学・理論編』の当該骨折に関する項目は、牧内氏の執筆に改訂が加えられたものである。「三度の飯より顆上が好き」――そのような言葉が敷衍するほど、牧内氏の骨接ぎの技には定評があり、また臨床だけでなく教育にも多大な貢献をしたため、氏は衆目が一致する柔道整復師界の巨人である。牧内氏の歩みに光を当てることは、ほねつぎとしての職能の衰退が著しい現在の柔道整復師にとって、参考にすべきことが多いと思われる。

門井伸夫氏は、栗原宏介《こうすけ》医師に整形外科医院の開業を決意させた人物である。埼玉県朝霞市に所在する栗原整形外科は、一九六五（昭和四〇）年に開院してから二〇一九年までの五五年間に、約九〇名の柔道整復師を輩出している。医学部の講師を務めていた栗原医師は、地域で開業するためには、患者を手術に頼らず治癒に導く非観血療法の技術が不可欠であると考えていた。その折に、門井氏の骨接ぎの技にふれ、その高度な技術に瞠目したことが開業の契機だったという。門井氏は、栗原整形外科における骨接ぎの基礎を築き上げたほか、沖縄県で最初の整形外科医院が開院する際の基盤を作り上げた人物でもある。門井氏は、ほねつぎとして複数の整形外科医と協働した後、一九七一（昭和四六）年、埼玉県富士見市で門井整骨院を開業し、ここでも二〇名を超える弟子を育てた。門井整骨院は、開業後しばらく、栗原整形外科に新規入職した柔道整復師が門井氏のもとで一定期間研修するという「虎の穴」の役割も担っていたため、門井氏が育てた柔道整復師はより多数にのぼる。門井整骨院の開業から四〇年目となる二〇一一（平成二三）年、門井氏は、七六歳でその生涯を閉じた。門井氏の歩み、特に栗原医師との医接連携の軌跡を辿ることは、柔道整復師が骨接ぎとして経験を積むうえで重要な役割を果たす医接連携の在り方を考察する好例となりうる。以上の理由から、彼らの、また彼らをめぐる語りは特殊かつ一回起性を持つと判断しうる。ほねつぎとしての柔道整復師を記述するうえで、しかるべき存在、さらに「格好の存在」である両氏に協力を仰いだ。

現在、分野を問わず「名人・達人の技」を残すための取組みがなされている。熟達の領域に至った柔道整復師の技術も、名人芸、達人技、ゴッドハンドなどの形容が適当であるものが多いが、生体を相手にする技術は再現が難しく数値化が困難という側面がある。また、現状では、今後、ほねつぎという意味における熟達の柔道整復師、さらにゴッドハンドの領域に至るほねつぎは、二度と出現しないおそれがある。

医療の高度化や専門化に伴い、骨折や脱臼などの重症患者は、手で診て手で治す柔道整復師ではなく、検査においても治療においても多くの選択肢や設備を持つ医師の治療を希望する時代となった。また、かつて、柔道整復師が診療エックス線技師（現在は診療放射線技師に一本化されている）の免許を取得することで単純エックス線検査が許されていた時代があった。この時代の柔道整復師は、自らが単純エックス線検査を行うことで骨折や脱臼の病態をより詳しく知ることができたが、現在その行為は許されず、柔道整復師法第一七条に基づき医師の診断を仰ぐこととなっている。繰り返しになるが、これらの結果、柔道整復師が骨を接ぐ機会は激減し、現在の柔道整復師はほねつぎとしての機能を果たせない場合も多い。この傾向は今後も続くことが予想され、柔道整復師がほねつぎとしてかつてのレベルを取り戻すことは困難である。したがって、文化的側面からほねつぎの存在そのものを捉え、特に熟達の領域に至った者の語りを記述し、いわばアーカイブ化することには意義がある。そしてこの作業は、熟達の柔道整復師の高齢化が進む現在、急がなければならないことでもある。本書は、語り（ナラティヴ narrative）を通じた、ほねつぎとしての柔道整復師の理解を試みたものである。

本書の一部は、二〇一一（平成二三）年〜二〇一四（平成二六）年の四年間に、取材対象とした柔道整復師本人、家族、門弟、キーパーソンとなる医師とその夫人、合計六名に対し半構造化インタビュー[1]を実施し作成した逐語録が基となっている。取材期間中、対象者である門井伸夫氏が逝去され、本人へのインタビューが実現不能となったため、家族、門弟、栗原宏介医師の協力を得た。また、二〇一四年以降も、必要に応じ追加の取材を行った。

質問項目の大枠は以下のようなものである。

- 柔道整復師を志した動機、経緯
- 柔道整復師としての方向性を決定付けた出来事（転機となった症例など）
- 修行時代に身についた考え方
- 修羅場の経験
- 師匠との関係（臨床上、私生活など）
- 開業当初の出来事
- 医接連携について
- 弟子の育成について
- 柔道整復師の未来や信念など

協力者の属性は下記のとおりである。

- 牧内與吉氏：牧内整骨院院長。柔道整復師。二〇一九（令和元）年九月逝去。
- 門井冨江氏：門井伸夫氏夫人。

- 門井八郎氏：門井伸夫氏長男。心理カウンセラー。
- 知花《ちばな》誠氏：門井伸夫氏門弟。門井氏の逝去後、門井整骨院院長を務めた。現在は帰郷し開業している。
- 栗原宏介氏：医療法人社団宏友会栗原整形外科名誉院長。整形外科専門医。二〇一六（平成二八）年五月逝去。
- 栗原紀久子氏：栗原宏介氏夫人。

インタビューは一名につき一〜三回、時間は一回につき二〜四時間程度で、取材協力者の自宅および職場で行った。この折、実名の記載およびインタビューデータの使用について許可を得ている。その他、補足的に電話とメールでの取材のほか、手記やメモ等も参照した。なお、本書は筆者の博士学位請求論文を基礎として書かれているが、この時の手続きとして、得られたデータは意味のあるまとまりごとにカテゴリー化し、柔道整復師ではない質的研究の訓練を受けた社会調査士一名による確認作業を行っている。また、博士学位請求論文においては協力者本人による原稿の確認を行っている。

2　相互行為としてのインタビューと筆者のポジショナリティ

本書の取材で語られた「語り」は、取材協力者と筆者との相互作用によって構築されたものである。ただし、本書ではその相互作用におけるプロセスの考察は目的としていないため、インタビュー時の相互作用そのものは分析の対象とはしていない。インタビューが相互作用によって達成されたものであるのならば、協力者だけでなく筆者（インタビュアー）の属性とポジショナリティを明らかにしておく必要がある。

筆者は現在、大学の柔道整復学科の教育職にある。かつて、牧内氏が教鞭を執る柔道整復師養成学校の学生として、氏に大いなる薫陶を受けた。牧内氏の「骨接ぎ」に対する情熱あふれる講義と圧倒的な知識と経験にふれ、「ほねつぎ」としての心構えをいわば叩き込まれた。したがって牧内氏が筆者と向かい合う時、かつての教え子に向けて、重要かつ伝えておきたい事実を発信することが期待できた。

また、筆者は、門井氏が骨接ぎを中心とした柔道整復師業務の基盤を築いた整形外科において柔道整復師としての修行時代を過ごした。門井氏と筆者の在籍の時期には約三五年の隔たりがある。しかし折にふれ、門井氏と筆者、また同門の柔道整復師には共通のハビトゥス[2]、つまりほねつぎの仕事に対して共通の判断基準や価値の置き方があることを感じていた。門井氏が筆者と向かい合う時には、後輩に向けて、残しておきたい一門の柔道整復師としての思いや、かつて自らが師から受けた教えが発信されることが期待できた。

そこで、インタビュアーが教え子であり後輩であるということが、取材にどのように作用しているのかを検討する必要が生じる。インタビューの依頼がしやすく、知己でない者よりも表面的ではない気さくな話が期待できる側面があるかもしれない。また、ほねつぎとしての経験や原体験・原風景をある程度共有していることで、インタビューという相互作用にもたらされる利点もあると思われる。特に「骨接ぎ」をめぐる苦労は、それを実際に経験し苦労した者以外には伝わりにくい側面があるだろう。しかし、経験を共有しているからこそ欠落する視点もあるはずである。個々人の経験は多様で、その解釈の仕方も多様である。例えば、経験や原体験・原風景を一定の程度共有しているとはいえ、筆者は牧内氏や門井氏の領域には遠く及ばない柔道整復師であり、門弟を育てた経験もない。自分はほねつぎであると自負してはいるが、骨接ぎを経験したことのない外傷も数多くあり、教育の現場で逡巡することも多い。しかし、だからこそ、両氏が筆者に語ってくれることがあるのではないか。また筆者は、比較的両氏に近い位置にいて、取材への協力を仰ぐことができた。柔道整復師であり、また柔道整復学を教育学また社会学的に解釈することをライフワークとする筆者がすべきことを考えた時、この二人の「巨人」を記述して残すことであると考えられた。

また本書の意義は、解釈的現象学により説明できる可能性がある。解釈的現象学とは、「現象の内容をクライエントに体験された通りに「生きられた体験＝lived experience」として、あるがままに記述すること自体が研究目的とされ」る（佐久川 二〇〇九：七－八）。しかし、研究者の解釈は、「根拠を示すことができなければ単なる研究者の主観にすぎ」ず、「したがって研究者の主観が客観性を得るには解釈の根拠を示さなければ」ならない。「研究者の解釈が客観性をもつための条件とは、研究者にそのような解釈に対する確信が生じた根拠（妥当性成立の根拠）を明らかにすること」である（西條 二〇〇七：三〇）[3]。本書ではなるべくそのような記述を心がけた。

また、質的研究を行う場合、厚い記述 thick description[4] という概念が重視されることが多い。厚い記述とは、状況理解を促すために文脈も含めて記述することをいう[5]。本書は、二人の熟達の柔道整復師の「生きられた体験」について、厚い記述を通して理解していく試みである[6]。

コラム

ライフストーリー研究

本書を学術書として捉えた場合、大きな枠組みは質的研究であり、方法の枠組みとしてライフストーリー法が基盤となっている。一九二〇年代、シカゴ学派からライフヒストリー研究が生まれた。ライフヒストリーは個人の語りを歴史年表と照合し、時系列に順序を入れ替えるなどの編集がなされる。一方、ライフストーリー研究は、かつてはライフヒストリー研究の下位概念とされていたが、語りそのものを記述し、研究対象者から調査者へ向けて発せられる「語りの意味」を探求する。「ライフストーリーは、「個人によって語られる歴史」というよりも、「その場で調査者とともに築き上げた〝物語〟という視点を重視する考え方」（佐久川 二〇〇九：一一二）である。

3 「熟達者」を捉える

――先行研究の概観

いずれの領域でも、人が経験を通して学び、その専門領域における膨大な知識と方法を身につけ、初心者 novice から熟達者（達人）expert に至る長期的過程を熟達化という。熟達化は、職業、芸能、スポーツなど、いずれの領域でも起こりうるが、その過程には多くの共通する事項がある。代表的な言説のいくつかを紹介する。

また、本章のこれ以降は、教育学や社会学に関連する記述が続くため、時間がない方や興味のない方は第3章以降に進んでいただきたい。

（1）十年ルールと一万時間ルール

エリクソン Ericsson は、いかなる分野でも熟達の領域に突入するためには、通常十年以上の長期にわたる、それも徹底した練習や経験が必要であるとして「十年ルール」を提唱した（Ericsson 1996）。エリクソンは、種々の領域のトップレベルで活躍している人々が、練習を開始してから国際レベルに達するまでに、例えば水泳では一〇年、テニスでは一〇年強、チェスでは一四年、ピアノでは一七年の年月を要すると述べた。

また、エリクソンの業績の中で最も影響力が強いと考えられる研究に、西ベルリン音楽アカデミーに在籍するバイオリニストの研究がある（Ericsson 1993）。エリクソンは、バイオリニストたちを、傑出した、国際的な演奏家になることが期待された集団、きわめて優秀だが頂点を極めるレベルにまでは至らない集団、音楽の教師になるために在籍している集団の三グループに分けた。エリクソンによると、どのグループの生徒もアカデミーで学ぶに至るまでの経歴は似通っていた。音楽のレッスンを開始したのは概ね八歳頃で、音楽家になろうと志を立てたのは一五歳頃、薫陶を受けた音楽の教師は平均で四・一人、バイオリン以外に学んだ楽器は一・八種など、これらのデータにグループ間での大きな差異はなかったという。しかしながら、これらのグループ間において、明白かつ大幅に異なる数値があった。それは献身的に練習してきた時間の累計である。二〇歳になるまでに、傑出のグループのバイオリニストたちは、平均一万時間の「徹底した練習」を積んでいた。傑出には至らないが優秀であるグループは平均八〇〇〇時間、音楽教師志望のグループは平均四〇〇〇時間であった。さらにエリクソンは、この結果に例外がないことも明らかにしている。つまり、上位グループの中には、上位グループの平均より大幅に少ない練習時間でこのグループに入ることができた者は皆無であり、また、上位グループより多くの練習時間を費やしたにもかかわらず上位グループに入ることができなかった者も皆無であった。傑出のバイオリニストとそうでないバイオリニストを分かつ要因は、才能と呼ばれるものではなく、献身的な練習時間の多寡であった。エリクソンの諸研究は、傑出のグループに属する者たちが、天賦の素晴らしい才能に恵まれた幸運な集団ということではないというパラダイムシフトをもたらした。

また、グラッドウェル Gladwell は、種々の領域のトップ成績者は年間一〇〇〇時間程度の練習をすると指摘している（グラッドウェル 二〇〇九）。グラッドウェルは、一〇〇〇時間の練習を一〇年間重ねたことで達成される「一万時間ルール」を提唱しており、これを一流の技能を習得するうえで最低限必要な時間であるとする。[7]

（2）初心者から達人へ①——ドレイファス・モデル

このように、膨大な時間を献身的修練に費やすことで、初心者は熟達者へと変貌を遂げる。スチュアート・ドレイファス Stuart E. Dreyfus とヒューバート・ドレイファス Hubert L. Dreyfus は、チェス競技者と民間航空会社のパイロットに関する調査より技能習得の段階モデルを開発した（ドレイファス 一九九二）。ちなみにスチュワートはシステム分析学者・数学者、ヒューバートは哲学者で、兄弟である。ドレイファス・モデルにおいて、学習者は、初心者 novice、新人 advanced beginner、一人前 competent、中堅 proficient、達人 expert の五段階の順に成長していくとされる。ちなみに、初心者 novice、中級者 advanced beginner、上級者 competent、熟練者 proficient、熟達者 expert の訳語があてられる場合もあり、本書が求める語感はこちらがより近い。ドレイファス・モデルではこれらの段階を、問題解決にあたっての判断の基準、問題の認識（捉え方）の在り方、問題に対する自己認識の在り方の三つの視点で評価する。これは、個人が元来持つ能力や生得的な要素を排除することでもある。つまり、ドレイファス・モデルは、人物を全体として評価するのではなく、技能ごとに評価するものである。例えば、すぐれた医師がすぐれた大工であるとは限らない。すぐれた外科医がすぐれた内科医であるとは限らない。柔道の達人がテニスの達人であるとは限らない。ドレイファス・モデルは、あくまで技能ごとに適用される。しかし、思考法や処理の仕方が共通して「使える」技能である場合もある。

　ドレイファス・モデルを看護領域に適用させたことで知られるベナー Benner は、具体的には、レベルが上がるにつれ以下の変容がみられると指摘している（ベナー 二〇〇五）。

- 判断の基準：「ルール」から「直感」へ。
- 問題の認識：ある問題について、「関連性を有する小さな問題の集合体」から、「ひとつの完全かつ無類の統一体としての問題」へ。（その統一体の中から意味ある小部分に気付き力点を置くようになる）
- 自己認識：「無関係な観察者」から「責任ある当事者」へ。（自己をシステムの一部として認識するよ

うになる）

このような段階を経て、初心者は熟達化していく。しかし、すべての者が順調にこの段階をのぼっていくわけではない。楠見は、それぞれの段階にみられるプラトーや次の段階との間に存在する壁について考察している（楠見 二〇一二：三四－四〇）。なお、ベナーによるドレイファス・モデルの看護領域への援用については後述する。

また、ドレイファス・モデルをプログラマーの熟達化に適用させたハント Hunt の考察は理解しやすい（ハント 二〇〇九）。ハントによれば、各段階により次のような特徴がみられるという。

●第一段階：初心者 novice

初心者は「当該の技能分野における経験」、つまり「指標とすべき経験」をほとんど持っていないため、「自分の行動のすべてに関してそれがうまく行くかどうか」の見当がつかない。「ミスにどう対処すべきかを知らず、事態が怪しくなると柔軟に対処することが難しく」なる。そのため、「状況に左右されない、従うべきルール[8]を与えられれば、初心者もある程度効果的に仕事を遂行できる」。つまり初心者には「レシピが必要」とされる。レシピ通りの仕事はできるが「さじ加減」が要求されると途端に困窮してしまう段階である。

●第二段階：中級者 advanced beginner

中級者は「ほんの少しだけ、決まったルールから離れられる」ようになる。ある程度「独力で仕事にあたることができる」が、「問題処理にはまだ手こずる」段階である。目前の問題解決のために「情報を素早く入手したがる」が、「細かい理論的な説明」や「基本を最初から学び直す」ことは望まない。また、自分はまだその段階にはないとして、事象の全体像を把握しようとしない場合が多い。

また、ハントは、「ほとんどの人がほとんどの技能について、人生の大半において、第二段階の中級者より上の段階に行くことはない」とする。[9]

●第三段階：上級者 competent

上級者になると「問題領域の概念モデルを発展させ、そのモデルを使って効果的に作業ができる」、「独力で問題に対処できる」ようになる。初級者や中級者が決まりきった反応をするのに対し、上級者は「入念な計画や過去の経験」を仕事に活かせるようになり、「問題を探し出し、解決」するようになる。チームの指導的役割を担うようになり、さらに上の段階のメンバーを過度に困らせることはなくなるが、「問題解決の際に細部のどの部分に焦点を合わせるべきかを決定するにはさらなる経験が必要」な段階でもある。

●第四段階：熟練者 proficient

熟練者は全体像をもとに、「技能を取り巻くさらに大きな概念の枠組みを模索し、理解しようと」する。「単純化しすぎた情報には苛立ち」を覚える場合もある。[10] また、ドレイファス・モデルにおいて、この段階は大きな飛躍の段階[11]で、「以前あまりうまくいかなかった自らの行いを修正できる」ようになる。また「他人の経験からも学ぶことができる」ようになる。さらに、「「格言」[12]を理解しうまく適用する能力」も備わってくる。熟練者には「十分な経験があるので、次に何が起きる可能性が高いか」が、経験から理解でき、うまくことが進まない時に「何を変えなければならないか」、「どのプランを放棄しなければならないか」がわかるようになる。

●第五段階：熟達者（達人）expert

達人は、「膨大な経験があり、それを上手に引き出してピッタリの状況で応用」でき、「何かをするのに「理由があってそうする」のではなく、直感に従って」行うとされる。達人は「本質に関係のない部分と重要な部分との区別」ができ、「意識的なレベルではない」が、「どの部分に焦点を合わせ、どの部分を無視してもかまわないか」理解しており、「非常に特殊なパターンのマッチングを瞬時に」行う。

ハントは、このレベルにまで到達した人物を「破滅」させるには、「ルール遵守を強制」することであるとする。「分野を問わず、直感は達人にとってなくてはならない「道具」」であるにもかかわらず、「「非科学的」で「再現不可能」と誤解している組織が、［達人の］直感を軽視する傾向にある」ことに警鐘を鳴らしている。

（3）初心者から達人へ②——ベナー・モデル

ドレイファス・モデルを看護領域に援用したのはベナーである。勝原によれば、ベナーの功績は、「それまで感覚的・経験的に理解されていた「経験年数の違いによって実践能力が異なる」ということを、インタビューおよび参加観察法を用いて実証したこと」である（勝原 二〇一二：一九四－二二二）。ベナーは、プリセプター制度を導入している病院に勤務する看護師のうち、初心者と熟練者をペアにして二一組に対しインタビューを行い、両者が共通して体験した事例に対する説明に相違がみられるかについて分析した。ベナーはその他にも、六つの病院において師長や主任、また同僚看護師が協議して選出した熟練の看護師五一名、新卒看護師一一名、看護学生五名のインタビューと参加観察を行い分析している。この際の解釈には、与えられた状況や事物をありのままに、現れる（現象する）ままに記述し分析するハイデガーの現象学が用いられた。この調査では、ドレイファス・モデルの本質を踏襲するため、対象となった看護師たちを習熟度別の各等級に分類することはせず、習熟度の反映として個々の事例を評価している。ドレイファス・モデルでは、文脈（前後の状況）を無視した基準で個々の専門的技能の有無を判断することはないためである。

ベナーが提唱したドレイファス・モデルを援用した「看護師の五段階」と、ベナーが示したそれぞれの特徴を引用しつつ述べる。

●第一段階：初心者レベル novice

初心者は、「その状況に適切な対応をするための実践経験がない」ために、まず客観的情報（例えば体重、摂取量と排泄量、体温、血圧、脈拍など測定可能な情報）から状況を知ろうとする。また、初心者は、「状況の前後関係を必要としない原則」を学ぶ。しかし、初心者は、「原則どおりの行動には明らかに限界があり、柔軟性に欠ける」。初心者は、「直面している状況を過去に経験したことがないので、どのように行動すべきか導いてくれる原則を与えてもらう必要がある一方、原則は、実際の状況で何を最優先すべきか教えてくれるわけではない」。理解の範囲は浅く、断片的である。

●第二段階：新人レベル advanced beginner

新人は、「かろうじて及第点の業務をこなすことができるレベル」である。「繰り返し生じる重要な状況要素」、つまり、ドレイファス・モデルでいう「状況の局面」に気づく、あるいは指導者に指摘されて気づくことができる程度に経験を積んでいる。「重要な状況要素」の判断、認識には、経験のみが対処できる総合的、全体的な特徴がある。「業務に慣れた」「一通りはこなせるようになった」「先輩に迷惑をかけることが少なくなった」などの発言が出てくる頃でもある。しかしながら、初心者レベルと同じく、新人レベルでも状況を把握することはほとんどできない。「彼らにとって、直面する状況はあまりにも不慣れで、未知で、しかも教わった規則を思い出すことに集中しなければならないからである」。

●第三段階：一人前レベル competent

一人前レベルは、「似たような状況で二、三年働いたことのある看護師の典型であり、意識的に立てた長期の目標や計画を踏まえて自分の看護実践をとらえ始める」。職場で起こりうるたいていのことに対処できるようになるレベルであり、夜勤を任されるようになる時期でもある。「長期の目標や計画」は、「現在の状況や予測される将来の状況の、どの属性や局面が最も重要で、どれを気にしなくてもよいのかを示してくれる」。また、初心者、新人レベルでは持ちえなかった「大局観」が育まれる時期であり、それは「問題に対するきわめて意識的で理論的かつ分析的な思索の基盤」となる。さらに、中堅レベル看護師のような「スピードと柔軟性には欠けるが、自分はある技能レベルに達しているという自信」と、「臨床での不測の事態に対応し、管理する能力」、つまり計画通りに進まなかった時に計画を修正する能力を持つようになる。

●第四段階：中堅レベル proficient

中堅レベルは、「状況を局面の視点ではなく全体として捉え、格率[13]に導かれて実践を行って」おり、「キーワードは知覚」であるとされる。「中堅レベル看護師が、全体として状況を理解しているのは、長期目標を踏まえて状況の意味を知覚しているからである。……中堅レベル看護師は、ある状況下で起こりうる典型的な事態と、そのような事態に応じてどのように計画を修正するべきか、を経験から習得する」。経験に基づき「全体像を把握する能力」を持っているので、「事態が通常予測される経過をとらないとき、異常の発生を看取できる」。さらに、「中堅レベル看護師には、多くの属性と局面のなかから重要なものを見分ける大局観があるので、意思決定にあまり労力がいらなくなる」。各職場で指導的役割とマネジメント業務を任されるようになる時期でもある。一人前レベルが、「状況を全体像としてとらえたり、どの局面が最も顕著で重要か認識したりするのにはまだ経験不足であるのに比べ、中堅レベル看護師は、考慮する選択肢を少数に絞り、問題の核心部分に焦点を当てられ」、「局面が目前の状況にとって重要なものなのか、あまり重要でないものなのか、一目瞭然」になる時期である。

●第五段階：熟達者（達人）レベル expert

熟達者（達人）レベルは、「自分の状況把握を適切な行動に結びつけるのに、もはや分析的な原則（規則、ガイドライン、格率）には頼らない」、かつ、「膨大な経験を積んでいるので、多くの的外れの診断や対策を検討するという無駄をせず、ひとつひとつの状況を直感的に把握して正確な問題領域に的を絞る」。達人レベルは、複雑に入り組んだ状況やわずかな予兆を逃さず「直感的に把握」しているが、これは決して「一か八か」ということではない。行為においては、膨大な経験と知識に支えられた全体的・総合的な判断がなされている。また、達人レベルは、これらの自分の行動や判断の根拠を説明できるとは限らない。質問に対し「それが正しそうに思えたから」「なんとなくそんな感じがした」等の曖昧な答えがなされる場合がある。これは達人レベルの持つ暗黙知は、きわめて言語化しにくく、形式知になりえない場合が多いことを示している。例えば達人は、自分の行動の根拠を説明できないことも多いため、よき指導者になれるとは限らない。名選手が名指導者であるとは限らないのはこの典型例であろう。

（4）熟達者（達人）とは

ワグナー Wagner とスタノヴィッチ Stanovich は、熟達者（達人）expert とは①特定の領域において、②専門的なトレーニングや実践的な経験を積み、③特別な技能や知識を獲得した人であり、通常、特定の分野における上位五パーセントの人材が熟達者であるとした（Wagner and Stanovich 1996）。

また、米国学術推進会議によると、熟達者の知識には下記に示す六つの原則がある（米国学術推進会議 二〇〇二）。これらは、ドレイファスやベナーが示した熟達者観とも整合する。

1. 熟達者は、初心者が気づかないような情報の特徴や有意味なパターンに気づく。
2. 熟達者は、課題内容に対する多量の知識を獲得しており、それらの知識は課題に関する深い理解を反映する様式で体制化されている。
3. 熟達者の知識は、個々ばらばらの事実や命題に還元できるようなものではなく、ある特定の文脈の中で活用されるものである。すなわち、熟達者の知識は、ある特定の状況に「条件づけられた」ものである。

4. 熟達者は、ほとんど注意を向けることなく、知識の重要な側面をスムーズに検索することができる。
5. 熟達者は、自分が専門とする分野について深く理解しているが、それを他者にうまく教えることができるとは限らない。
6. 熟達者が新奇な状況に取り組む際の柔軟性には、様々なレベルがある。

さらに、熟達者には二類型が存在するといわれる。波多野と稲垣は、日本の寿司職人の例から、二種の熟達者を比較した（Hatano and Inagaki 1986：262－272）。一方はレシピどおりに寿司を作ることに優れており、もう一方は「適応的な専門知識」を以て独創的な寿司を作ることができる。前者は、物事に対し比較的「型どおり」の方法で対処することに長けた熟達者であり、後者はさらに不測の事態やイレギュラーな要求に対しても柔軟に対処することが可能な熟達者である（適応的熟達者）。ミラー Miller はこれをコンピテント competent とプロフィシェント proficient とに区別した（Miller 1978：278－291）。ワインバーグ Wineburg は、歴史学者二名（リンカーンを専門とするA、そうでないB）と複数の教職希望学生に対し、リンカーンの奴隷制度に関する見解が示された複数の文献を示し、理解の過程を分析した（Wineburg 1998：319－346）。歴史学者Aは、自分が持っている知識と文献の内容を照合し容易に解釈することができた。歴史学者Bと学生たちは、リンカーンの矛盾した複数の情報に整合性を持たせるために、その矛盾が生じた原因を説明しようとした。そのために、当時の評論や報道を参考にしたが、学生たちの分析はこの段階に留まった。一方、歴史学者Bは、既存の知識からいったん距離を置き、矛盾の原因はそもそもリンカーンの言動に一貫性がなかったからではないかという仮説を立て、文献を読み直した結果、より深い理解に到達した。この研究で明らかになったのは、歴史学者のメタ認知の能力である。メタ認知とは、自己の認知活動（知覚、情動、記憶、思考など）を客観的に捉え評価したうえで制御することである。認知を認知する（cognition about cognition）、あるいは知っていることを知っている（knowing about knowing）ことを意味する。人間はメタ認知により自分の理解度をモニターし、うまく理解できているかどうか判断しているが、歴史学者Bが、テーマに対する当初の解釈が不十分だと認識できたのはメタ認知が働いたからである。このように、適応的熟達者はメタ認知を働かせながら、新しい状況への柔軟なアプローチを厭わない、学習し続ける存在であるといえる。

（5）レイヴとウェンガーによる正統的周辺参加論

文化人類学者のレイヴ Lave は、人々が様々な場所で行う計算の仕方を観察、比較し、同じ計算でも場所によって方法が異なることを発見した（Lave 1988）。例えば、職場では計算ができても、学校で習った方法での計算はできなかったりした。つまり職場では、職場に必要な学習が学校での学習とは無関係に想起していることが明らかとなった。レイヴは、ウェンガー Wenger とともに職場での学びを研究し、正統的周辺参加 Legitimate peripheral participation（ＬＰＰ）という概念をまとめた（Lave and Wenger 1991）。レイヴとウェンガーによれば、学習は「社会的な実践共同体への参加の度合いを増すこと」であり、「熟練者としてのアイデンティティ identity を構築すること」である。最終的には「ああいう人たちになること」が具体的な到達点となる。初心者（初学者）は、社会的な実践共同体（多くの場合、職場）で、その共同体のメンバーであることを許されてはいる。やがて、経験を積むことで正統的に、その集団の中心領域の業務をこなすようになり、最終的にはすべての業務をこなせるようになる（十全的参加 full participation）。しかし、最初は中心的な業務を遂行するだけの知識、技術、能力をまだ持ち合わせていないため、周辺的な領域に参加するのみの状態からスタートする。この事実を踏まえ正統的周辺参加という概念が生成された。

例えばレイヴとウェンガーは、西アフリカのヴァイ Vai 族とゴラ Gola 族の仕立屋の観察と分析を行っている。徒弟は親元を離れ、仕立屋の親方のもとに預けられる。仕立屋街で生活するうちに、衣服が完成するまでの全過程を子細に観察し、親方、様々なレベルの職人、仲間がそれぞれどのような仕事をしているか理解していく。徒弟はまず、手縫いの箇所の縫製やボタン付け、アイロンがけなどの仕事から教わる。それから段階的に高度な仕事を任されるようになり、後輩を指導し、最後は布から製品的価値のある衣服を作り出せるようになる。最初から製品の完成に正統的、周辺的に関与しつつ、重大な失敗は最小限にとどめる配慮のもとに活動がなされているのである。さらに、親方や先輩の振る舞いや語り口、彼らが何に価値を置き、何を善とし悪とするのかという価値観（ハビトゥス habitus）(14)をも身につけていく。

（6）柔道整復師にみられる正統的周辺参加

筆者は、整形外科有床診療所に勤務する柔道整復師（常時約一〇～一二名）を対象とし、特に入職直後から中堅に至るまでの期間における正統的周辺参加について述べた（稲川 二〇〇九：一七–二三）。対象とした診療所における柔道整復師の具体的な業務は、最も専門性を発揮できる骨折・脱臼における徒手整復ならびに固定（ギプス固定、包帯固定、テーピング等）、次いで後療、その他、掃除、包帯の洗濯、倉庫の在庫管理、器械のメンテナンス、診療録の整理、遣い走りなど多種多様な周辺雑務が行われていた。当該診療所に勤務する柔道整復師は、平均約一〇年間の研修を経て、多くは接骨院を開業し独立するが、この期間に典型的な正統的周辺参加が観察された（第5章で詳述）。

（7）看護師・助産師のライフストーリー研究

ライフストーリー法は、「大規模な社会調査では埋もれてしまうような人びとの、個々の生きた軌跡を詳らかにすることが目的」とされてきた（佐久川 二〇〇九：一一三）。医学領域、とりわけ看護領域においては、患者による「病の語り」を分析した研究が多い。医学領域外に目を向けると、教員、外国人、心身に障害を持つ人物、マイノリティ、複雑な生育歴を持つ人物等を対象とした研究のほか、日本の最長寿者への聞き取り（秋坂 二〇〇九：一五三－一五九）や逃亡兵への聞き取りを行った研究（渡辺 二〇一三：一三八－一五二）など多彩である。

熟練者、熟達者を対象とした医学領域の研究として、熟練看護師 expert nurse を対象としたいくつかの研究がなされている。村瀬は、二名の熟練看護師に対し、看護観を変えた経験についてライフストーリー法を用いた質的研究を行っている（村瀬 二〇一四：三五－五四）。これによると、二名の熟練看護師のライフストーリーは五つの局面から構成され、それぞれの局面に「忘れられない看護経験」があり、「実践した看護経験の意味を考え、その看護経験において生じた自己の葛藤を対立的に共存させながら統合して学び続け、その過程で看護観が発展していた」という。村瀬はこの他にも複数の研究を行っており、「いずれの熟練看護師も看護師としての人生のターニングポイントにおいて忘れられない看護経験があり、その経験を語ることによる外在化と、さらに看護経験を重ねることによる学びの内在化を繰り返していること、また、その過程で認識が発展し、看護観も変化していること」を明らかにした（村瀬 二〇一三a：三一－三九、二〇一三b：五三－六九）。また、杉谷らは、看護師のライフヒストリーからコンピテンシー（能力が高い者の行動特性）の獲得過程を分析している（杉谷 二〇〇四：一九八－二〇四）。

骨折や脱臼の治療が柔道整復師ではなく医師によって行われることが増えた現在、ほねつぎとしての柔道整復師の存在価値を問うのが本書の視座の一つである。類似した状況にある職業に、産婆、つまり助産師（特に開業助産師）があるが、ある開業助産師の語りを対象とした研究もなされている（灘 二〇〇七：四〇－五一）。現代の出産は病院産が主流となっているが、そもそも妊娠・出産は疾病ではなく、かつて「お産」は地域で助産師が行うものであった。灘は、出雲の産婆、三浦和子氏への聞き取りから、彼女がお産や助産師をどのように捉えていたのかを記述した。灘によると、三浦氏をはじめとするかつての開業助産師たちは、「人々に喜びや安心感をもたらすために、確かな助産技術や判断力を持ち、同時に妊産婦のおかれている状況や家庭環境を把握するために、本人のみならず家族との人間関係やつながりを非常に大事にした」という。そして「昔の産婆さんたちは、自身が食べられなくても使命を尽くし、少々の事ではへこたれない精神的に強い人が多かった。母子二つの命を堂々と守る命がけの仕事は、技が上手でなければならないが、まさに心技一体、人間性を磨いていないと、できる仕事ではない」とし、「助産師には、いつの世においても堂々と責務を果たすために技が必要である。しかし一つひとつの実践は、単なる技に終わるものではない。人間愛や生命への慈しみを持ち、対象者に喜びや安心感をもたらすことも重要である」と結論づけている。

4　ほねつぎの「わざ」をどう残すか

現在、伝統工芸の分野では「名人・達人の技」を後世に残すための様々な研究がなされ、その分野、内容、方法は多岐にわたる。筆者の勤務先がある静岡県浜松市には世界的な楽器メーカーであるヤマハがあるが、ピアノの大衆化に成功したヤマハは、大衆的でないレベルのバイオリン製作に関するジレンマがある（大木 二〇〇七：一九－三一）。また、伝統技能の「技」を数値化する試みとして、刀匠の作った日本刀における研究がある（野原 二〇〇八：一一五－一二二）。一般企業でも、団塊の世代の大量退職時には英知の継承が大きな問題となり、野中が提唱したナレッジ・マネジメント knowledge management の概念が注目を集めた（野中 一九九六）。ナレッジ・マネジメントを、一過性の流行に乗ったビジネスコンセプトとしてではなく、日本企業の強さを「知識経営」であると世界に向けて発信した野中の功績は大きい。

柔道整復領域においても、熟達の、とりわけ高齢化の進む「ゴッドハンド」の領域にある柔道整復師の技術や、ほねつぎとしての熟達化の過程を保存、分析することは重要で、急ぐべき課題である。根拠に基づく医療 Evidence Based Medicine（ＥＢＭ）の重要性は医学界に敷衍したが、いま改めて、物語と対話に基づく医療 Narrative Based Medicine（ＮＢＭ）の重要性が指摘されている（江口 二〇〇六）。ほねつぎとして熟達の領域に至った柔道整復師が、これまでにどのようなものを見、感じ、それらをどのような言葉で語ったのかを記録しておくことは重要である。

ほねつぎの技術はカンやコツがものをいう職人的要素が大きく、伝統的に師匠から弟子へと受け継がれてきた。技術を秘伝としたり、一子相伝としたりする流派も存在し、秘密主義によって守られてきた反面、外部からの影響を受けることが少なく、閉鎖的で発展を阻害されてきたともいえる。例えば、華岡青洲は麻酔薬「通仙散」で有名であるが、接骨術にも長け、青洲の私塾・春林軒で医術を修行した者は、修了時に「奥伝誓約文の事」を提出し習得したことを決して洩らさないと誓約したという（高島 二〇〇三）。

柔道整復師界では二〇〇〇年代頃から、学会や業界団体などの主導により「術から学へ」、また「学の構築」をスローガンとして、伝統的な技術に科学的分析を加え理論付けし、学問として昇華させようという試みがなされている。「術から学へ」の動きもＥＢＭを重視する流れを踏まえてのことである。しかし臨床においては、特に根拠 evidence は明確でないが効果のある治療というものが確実に存在する。柔道整復師による豊かな臨床には、数多くの、科学的に解明するには膨大な手間とコストがかかると思われる治療法が存在する。しかし多くの柔道整復師たちは、そのような研究に血道をあげるよりも、まずは目の前の患者を救いたいと考える。ここに臨床と研究との乖離が発生する。

柔道整復師の中でも、とりわけ熟達の領域に至った者は、前節でふれた「直感」に基づき骨を接いでいる。この直感の中に技の真髄が存在すると考えられるが、科学的解析を加え再現性を証明しない限り「研究」にはなりえず、科学的な価値は付与されにくい。しかし時代は柔道整復にもＥＢＭを求め、そこで「学の構築」が頓挫している感がある。また、多くのゴッドハンドは、自分の技術を言語化や数値化することはせず、訓練を受けていないため論文を書かず、または興味を示さず、大学教育に携われない・携わらない場合も多い。筆者は、この現状を批判しているわけではない。むしろ論文を書くより、目の前にいる患者に全力を尽くすことがほねつぎの本分であると考える。しかし、「柔道整復学」が学問として頓挫している状況は打開しなければならない。現在、柔道整復師を養成する大学では、若手を中心に基礎研究がなされ、臨床研究も進みつつある。しかしながら、柔道整復師の技の真髄は、熟達の領域に至った者のみが会得していると考えられる。このゴッドハンドたちは高齢化しつつあり、彼らの技術を医療技術としての側面だけでなく、文化的側面からも伝承してゆく必要がある。つまり、数値化や有意差の算出など統計学的な手法のみを重視した自然科学的な分析を加えるだけでなく、口伝や口承、ハビトゥス、生育史を、種々の質的手法を用いて社会科学的分析を加えることも重要である。

佐藤は、主観的で科学的でないと批判されることの多い質的研究（特にフィールドワーク）について、以下のように述べている。

> 本質的に言語化しにくい主観的な性格をもつ体験の内容を限界ギリギリのところまで文字の形で記録することによって、自分自身が後でその過去の体験について考察を加え体系化できるようにしておく。
> （佐藤 二〇〇二：一五八）

これは「本質的に言語化しにくい」ほねつぎの技術の伝承において、重要な示唆を含む指摘である。この後の章からは、ほねつぎとしての柔道整復師（およびその周辺の重要な人物）の語りを記述しながら、「骨の接げるほねつぎ」の育ち方と鍛えられ方を考察していく。

コラム

教員の二類型

筆者が学生の時分に薫陶を受けた教員には、自分の技術を言葉にして説明できる教員とそうでない教員の二類型が存在した。例えば、上腕骨顆上骨折の整復を例に挙げれば、前者は「上腕骨顆部に尺側から母指で圧迫を加えて、残りの四指で骨幹を抑え対抗圧迫を加えて、その後牽引しながら円を描くように屈曲する」といった説明ができる。後者は「ここらへんとここらへんに指をあてて、グーッと押す」という説明で通す。しかし、両者とも「骨の接げるほねつぎ」であることは間違いなく、自ら構える接骨院では、多くの患者の信頼を得ており、そのうえで教壇に立っていた。教わる方にとって理解しやすいのは、具体的な言葉で説明される方であると考えられるが、自分が教壇に立ってみると、「グッと」や「ギューッと」といったオノマトペを連発していることにも気づかされる。オノマトペといえば巨人軍の長嶋茂雄氏を想起するが、野球の天才である彼が少年野球の指導で、「球がこうスッと来るだろ、そこをグーッと構えて腰をガッとする。あとはバァッといってガーンと打つんだ」と語ったのは有名である。理解ではなく、体得という表現が適切なのであろう。そして、このスッと、やグーッと、を科学的に解明するのが途轍もなく迂遠なことであることは容易に想像できる。

（1）半構造化インタビュー：事前に大まかな質問項目と方向性を定めたインタビューガイドを作成し、それに従って対話の流れに合わせて質問を変化させることができる。そのため、柔軟に意見や主観的理論、蓄積された知識を引き出すことができる。

（2）ハビトゥス habitus：もともと態度、習慣などと近い意味をもっているラテン語で、社会化過程のなかで習得され、身に着いた、一定のものの見方・感じ方・振舞い方などを持続的に生み出していく性向をさす。とくにブルデュー Bourdieu がこの概念を現代社会学のなかにこの意味で復活させ、重用した（『社会学小辞典』有斐閣）。

（3）「いわゆる質的研究法は……透明で客観的なインタビュアーなんてそもそもありえないよねっていうことから始まっている。客観主義においてデータ（テクスト）は相手がもともともっているモノを客観的に引き出してくるというイメージなんだけど、物語論はそうじゃなくて、テクストというのは〝人間が紡ぎ出す物語〟と考える。だからそれは客観か主観かどっちなのかという話じゃなくて、そもそもインタビュアーとインタビュイーとがお互いの主観を織り交ぜながら紡ぎ出すインタラクティブなものとしてインタビューデータを捉えている。物語論はそもそも世界を紡ぎ出される物語として捉えるから、テクストに主観性が入り込むことは問題にならない」（西條 二〇〇七：三〇）

（4）解釈人類学的アプローチを主導したギアツ Geertz が、哲学者ライル Ryle の言葉を『文化の解釈学』の中で導入、提唱した言葉である（Geertz 1973：3－30）。

（5）「意味を浮かび上がらせるような記述を「厚い記述」って言うことがある。……厚い記述において重要なことは、意味を浮かび上がらせる（了解してもらう）ために必要な記述をすることであって、やたらと記述を積み重ねればいいってことじゃないんだ。記述量というのは、意味を浮かび上がらせるための二次的なものに過ぎない」（西條 二〇〇七：二六）。

「「分厚い記述」としての資格……フィールドワーカーは、……見たままの姿を平板に記録するにすぎない「薄っぺらな記述」を越えて、人々の発言や行動の奥に幾重にも折り重なった生活と行為の文脈をときほぐし、その作業を通じてはじめて明らかになる社会的行為の「意味」を解釈して読みとり、その解釈を書きとめていくことができるようになる」（佐藤 二〇〇二：二九六－二九八）。

（6）柔道整復師をめぐる「厚い記述」の試みとして、海老田が行った「柔道整復師と患者の相互行為」に関する分析はたいへん参考となる（海老田 二〇一八）。社会学者である海老田は、柔道整復師の臨床にエスノメソドロジーの手法を適用したフィールドワークを行った。海老田の著作は、「厚い記述」の解釈について丁寧な解説を試みたうえで、実際に本書よりはるかに「厚い」記述を以て、柔道整復師の臨床を生き生きと描き出した好著である。

（7） 例えば、筆者は柔道六段で、熟達には至らないまでもひとかどの柔道家を自認している。一一歳から柔道修行を始め、二二歳で選手としてのピークを迎えるまでに、概算したところ一万時間強の稽古を積んでいた。しかし本書では、一万時間をはるかに凌駕する長時間を柔道整復師の仕事に打ち込んだ熟達者に焦点を当てたい。

（8） 「Xが発生した時には必ずYをせよ」という形式のルール。あらゆる状況を完全に明示することは不可能である。

（9） ハントは、さらに高いメタ認知力の具備は、より高度なレベルを持つ場合に限られるとし、「低い技能レベルに属する者には自分の能力を過大評価する傾向がある」ことを指摘している。「自分がどれほど無知であるかわかっていないことを二次無能力と呼ぶことがあります。初心者は状況が怪しくなってきても自信を失いませんが、達人はこのような状況では、はるかに用心深くなります。自分を疑ってかかる度合いは、達人の方がはるかに強いのです」。

（10） ハントは、プログラマーの「苛立ち」の例として、もしパソコンの不調をメーカーに質問した時に「電源は入っていますか」と尋ねられたら「好意的な反応はしない」としている。

（11） 「上級者よりも上」というより「達人よりもやや下」というニュアンスになる。

（12） ドレイファス・モデルに関する日本の文献では、「格率」の訳語をあてる場合もある（注（13）参照）。その状況に合わせて臨機応変に解釈が可能な基本的な原理、原則。「レシピ」とは異なり、特定の状況において特定の解釈がなされるもの。ハントは、プログラマーの世界の格言「失敗する可能性のあるものすべてをテストせよ」を例示し、この格言が初心者にとっては的の絞れない単なる「レシピ」になってしまうことを指摘している。

（13） 格率 maxime（独）：行為や論理の原則、準則。また証明の必要がない自明の命題。公理。カントの用法では各人の採用する主観的な行為の規則を意味し、普遍妥当的な道徳律とは区別される（『大辞林』）。

（14） 注（2）を参照。

第3章　神様が与えてくれた仕事
——牧内與吉氏

本章では、一九五九（昭和三四）年に牧内整骨院を開業し、以来院長として地域医療に六〇年もの間貢献し、二〇一九（令和元）年にその生涯を終えた牧内與吉氏の語りを取り上げる。語りの中の年数などの数字は、取材時（二〇二一年）のものである（図1）。

1　修行時代

（1）種子島のガキ大将、ほねつぎを志す

牧内氏は一九三三（昭和八）年四月一〇日、鹿児島県種子島で出生した。男三人、女三人の六人きょうだいの四番目、三男で妹が二人いた。

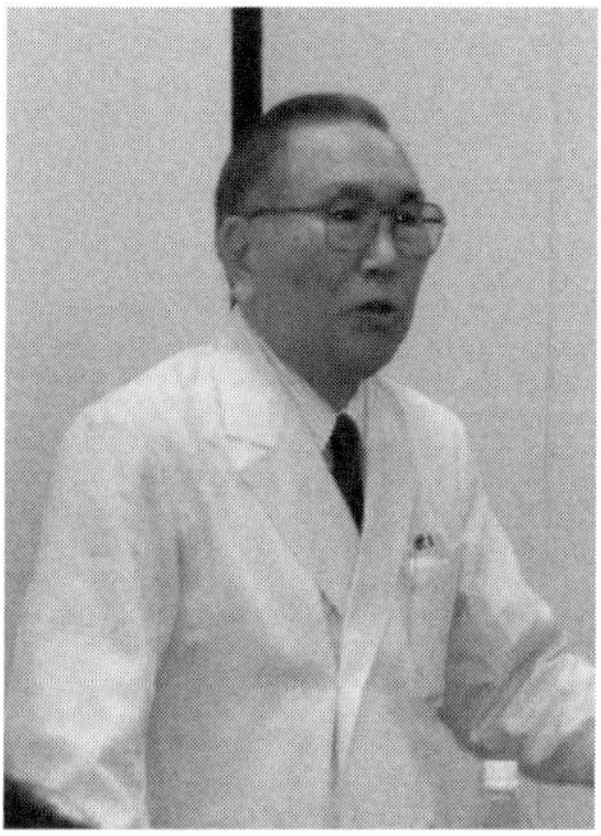

図1　教壇に立つ牧内氏。臨床だけでなく，柔道整復師の教育にも尽力した。

牧内氏の長女であるくみ子氏が、牧内氏の母上から聞いた話として牧内氏の少年時代のエピソードを語ってくれた。

くみ子氏〈すごいワルだったみたいよ。［牧内氏のお母さんが］きょうだい三人におやつを置いてあったのに、…全部、一個ずつちょっとずつ食べていくんだって。そのうち全部食べちゃって。で、おやつなかったけどって妹たちが言うと、え、また與吉だって。〉

種子島の野山をかけ回り、妹たちのおやつまでたいらげ、健康で立派な体躯に育った牧内青年は、高等学校卒業後上京し、自衛隊（当時の警察予備隊）に入隊した。

〈柔道整復師になろうと思った動機っていうのは…自衛隊にいる時に医務室に［配属に］なったことが動機なんですね。で、最初は医者に、医師になろうと思ってね、東大の英語の先生のところへ三週間通ったんです。ところが、あまりにも英語が遅れてるんで、医師はあきらめなさいと言われたんですよ。で、じゃあ、ということで私もあきらめて。〉

〈ところがその頃、自衛隊でね、相撲大会があって、私が［壁に飾られた写真を指しながら］…優勝したんだよ。［それを見ていた］知人が、まあ、勧めてくれたような感じで。…柔整師の学校があるんだけどどうだろうって話してくれて、それで…受験したと。そしたら幸い入学はできたというのが

動機なんだね。〉

牧内氏は自衛隊において医務室に配属となり、自然に医学に興味を持った。医師になりたいと思い立ったが、医学部に入学するには英語を克服しなければならず、実現には至らなかった。その頃、自衛隊内で相撲大会が行われ、牧内氏は並居る猛者を撃破し優勝した。それを見ていた、牧内氏が医学に興味を持っていることを知る知人が牧内氏に声をかけ、柔道整復師の養成校について教えてくれたという。当時、柔道整復師は、その名のとおり柔道家が道場を経営する傍ら資格を取得し、生計を立てるために接骨院を開業する形態が一般的であった。つまり柔道を教授するような猛者が柔道整復師として活動している場合が多かった。自衛隊内で相撲の猛者として名を馳せ、さらに医学に興味を持っていた牧内氏が柔道整復師の道を勧められたのは、自然な流れであったといえる。牧内整骨院の院長室には、この相撲大会で、牧内氏が「うっちゃり」で勝利した決定的瞬間の写真が飾られている（図2）。

さて、牧内氏は一念発起し受験、都内の柔道整復師養成校である東京柔道整復専門学校に入学することとなった。牧内氏が出生した種子島には、現在、一〇軒ほどの接骨院が存在する。しかし、当時はより少なかったと考えられ、牧内氏には柔道整復や接骨に関する

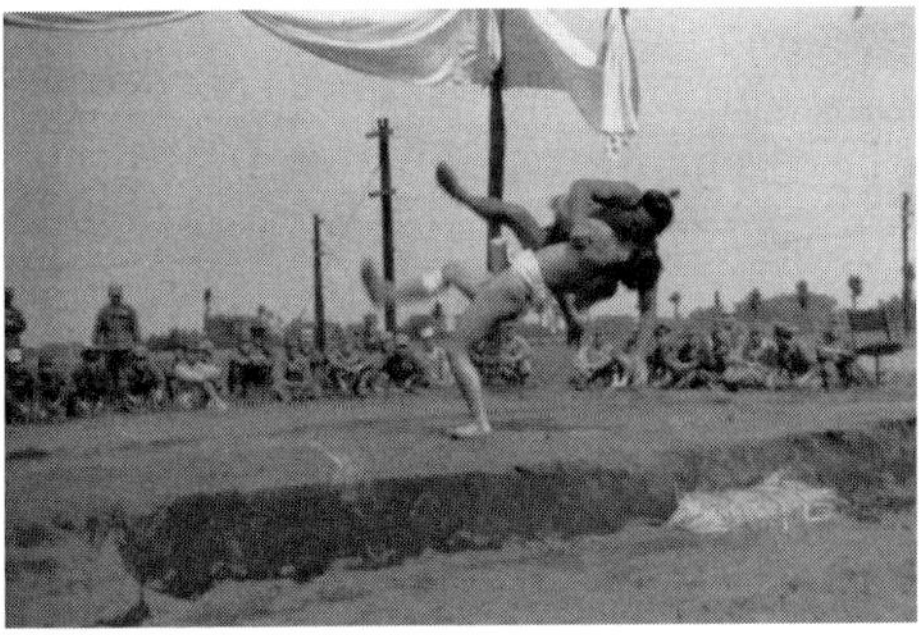

図2　うっちゃりの決定的瞬間！　決勝の相手は現役の力士だったという。

イメージはあまりなかったようである。

〈……［勧められたから］柔整師ってのを…考えてみたら、私の田舎にね、マキノ接骨院っていうのがあったんですよ。私の同級生にもいた。接骨院の［子どもが］。〉

（2）走れ牧内！——学生時代の苦労

自衛官と柔道整復学生という二足のわらじでの生活が始まった。当時の柔道整復学校では、多くの学生が朝から夕方まで接骨院や整形外科で見習いをし、その後仕事を途中で抜けて夜間部の学校に通学するのが一般的であった。入学当初の牧内氏のように、自衛官を務めながら通学するのは異例であった。

〈自衛隊を除隊するのが七月だったんです。…学校が夜間部だったので、四月から七月までですね、…豊島の自衛隊から、西武線の豊島園駅より池袋、それから赤羽、それから十条まで。官服を着てね。［自衛官は］私服は着れないんですよ、その頃。官服を着て通学したんです。で、通学中にね、官服を見て税金泥棒って言われたことが。…悔しい思いをしたことがありますよ。〉

当時の自衛隊は、朝鮮戦争などを背景として設置された警察予備隊と呼ばれる組織であった。警察予備隊は一九五〇（昭和二五）年に設置されたが、同年に「軍隊にあたる」として違憲訴訟が行われるなどしたため、一部の世論からは厳しい批判の矢面に立たされてもいた。

牧内氏は時に悔しい思いをしながらも、自衛官と柔道整復学生の二足のわらじを履き続けた。

〈学校と言っても神谷幼稚園なんですよ。そこでね、勉強…〔学校が〕神谷幼稚園を借りて、夜、勉強してたと。で、私はまあ、太ってるもんだからなかなか、幼稚園の机というのは〔低い位置を指し〕こんなもんだからね。〔窮屈で〕大変だったですよ。〉

大柄で相撲の猛者でもある牧内氏が、官服を着て園児用の机に座り教科書を読んでいた姿を想像すると微笑ましい。

〈で、今度はね、神谷幼稚園で、十条で勉強して帰ってくるわけですよ。隊のほうにね。それで、…夜の九時が門限なんですよ。門限を破ったら大変ですから。…豊島園の駅からその、豊島分屯隊ってとこまで走るんですよ。もう、一五分から二〇分くらい。そうするとみんなが、門番の人たちがわかってて、協力してくれて、牧内、五分前だ、走れー、走れー、って、声かけてくれるんですよ。で、一生懸命走って、ようやく五分前に滑り込んだことをよく覚えてますよ。みんな協力してくれたんです。〉

牧内氏の誠実な人柄は、同僚の援助を得やすかったと思われる。しかし、同僚の援助を得てはいたものの、牧内氏に自衛官ならではの苦労が重なる。

〈自衛隊にいるときは富士山だとか江の島に演習に行くんですよ。当然、私は医務室だから、怪我した人を診るために必ず行かなきゃいけないんですよね。それで演習行くのは［規則で］決まってるので、学校に行けないわけですよ。その、幼稚園の学校にね。〉

〈［訓練に行くと学校に］出席できなくて、ましてや官服着てるから目立つんですよ、［同級生］三〇人の中で。それですぐ質問されるんです。だけどほら、学校行ってないから答えられない。それでいつも恥ずかしい、あの自衛隊さんは何も答えられないって、恥ずかしい思いをしたんですよ。〉

このように、牧内氏は学業と自衛隊任務の両立に苦労した。特に学校を欠席せざるを得ない時期の学習には苦労した。授業中、質問されても答えることができない悔しさと恥ずかしさも味わった。この苦労は、後に牧内氏の教育者としての厳しさの原点となる。

〈その反省から、教鞭執るようになったときに、出席に厳しくなった。自分で経験したもんですからね。〉

数は減ったが、現在においても、柔道整復師養成校、特に夜間部の専門学校では、昼間仕事をして夜になると学校で勉強するスタイルの学生が在籍している。仕事と学業の両立の困難さは昔も現在も変わらない。しかし、常に仕事を最優先にしていては学業が疎かになることも考えられ、実体験で苦い思いをした牧内氏は、授業の出欠には厳しい教員となった。筆者が牧内氏に薫陶を受けた時代も、牧内氏の授業には絶対に遅刻や欠席をしてはならないという雰囲気があった。

（3）ほねつぎの「虎の穴」にて――金井整形外科での日々

入学後三か月が経過した七月、牧内氏は自衛官を退官する。その後、一般的な学生と同じく、臨床現場での見習い生活に入った。見習い先は、東京都台東区上野池之端に存在した金井整形外科である。金井整形外科は、当時の柔道整復師の「虎の穴」のような存在であった。

金井整形外科は、東京帝国大学医学部出身の医師・医学博士である金井良太郎氏が設立した。金井整形外科で修行した柔道整復師や整形外科医は多数にのぼるが、二代目の金井宏氏の引退後、閉院している。そのため、インターネット上の情報なども非常に限定的である。その中で、二代目の金井宏氏に仲人を務めてもらったという某企業の「社長」氏が金井宏氏の命日に寄せたブログ記事に行き着いた[1]。以下に一部を引用する。

> 金井先生は上野・池之端「金井整形外科」の二代目の院長先生で、全国の著名な整形外科、あるいは骨接ぎの跡取りさんの多くはこの病院で修行をした後、郷へ帰って跡を取られています。金井整形外科といえば「大相撲」又、古くは「ＳＫＤ・松竹歌劇団」の方々の主治医として有名でその方々の診

療は先代の時代から全て無料でした。（一般患者の治療費に保険は一切ききません）そして何と言っても極力、手術（メスを入れない）をしないで完治させる事を方針に治療をしておられたので、患者さんの中にはプロスポーツ選手が多かったのもうなずけます。

金井整形外科への入職の動機について、牧内氏は以下のように語る。

〈自分で応募…ていうのは、僕が幼稚園の勉強に行ってるときに、金井整形の院長が校長だった[2]んですよ。…その頃は［見習いが］あんまり多くて、柔整師はもういらない、という風になってたんですけども、どういうわけだか、僕が行ったら、明日から来いって言ってくれてね。〉

金井整形外科で過酷な修行の日々が始まった。現在でこそ柔道整復師修行の見習いには、小遣い程度のアルバイト代が支給されるのが一般的であるが、当時はそのような時代ではない。自衛官を辞め、収入が途絶えた牧内氏には、つらい時代であった（図3）。

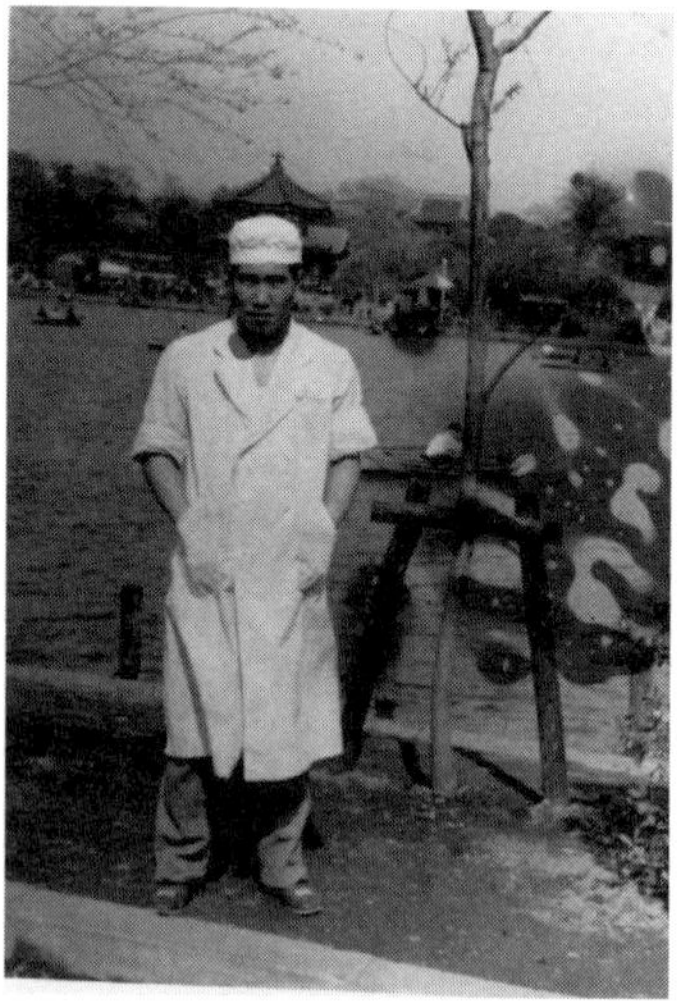

図3　金井整形外科は不忍池の傍にあった。白衣を着ての一枚。

〈でっちの仕事、修行時代ですけども、あの、自衛隊を七月で辞めたもんですから、…［引っ越して］江古田に住んでたんですよ、学生時代。西武線の江古田から上野の金井整形まで毎日研修に通ってたんですね。それで、無給で自炊生活で弁当持参なんですよ。だからね、米のないときは、あの、昔ですから、米は田舎から送ってくるのが遅くて。［米が］無いときは空の弁当を持ってったことは何回もありますよ。カラ弁当ね。中身は入ってるようなふりして、それで、水道の水をガブガブ腹いっぱい飲むんですけどね、汚い話ですけど、必ず下痢するのね。〉

志があれば空腹も我慢できる。武士は食わねど高楊枝を貫いた、牧内氏らしい逸話である。「食う」だけであれば、体力もあり人望も篤い牧内青年は、他の職業にも就けたはずである。しかし牧内氏は柔道整復師としての修行一本の生活を貫いた。

牧内氏の志は診療後にもあらわれた。

〈診察が終わるとね、病院の周りを、僕はずーっと掃除するんですよ。その時、他の柔整師の先生方は遊んでましたけれども。〉

牧内氏の一日はまだ続く。診療、掃除の後は通院できない患者のための往診が待っていた。

〈掃除が終わると、上野からね、トロリーバスってのが出てんですよ。…そのトロリーバスに乗って往診に行くんです。江戸川まで。そこで往診して、今度は帰りに、江古田まで帰ってこなきゃいかん。帰りに亀戸で一人往診して、池袋で一人往診して。…あれ［大変］なんですよね。〉

〈それでまあ、患者を診てアパートに帰るのがいつも夜中なんですよ。それはもう、時間、だいたい診療が終わってから回ってくるから当たり前ですけれども、夜中でしたね。で、それから明日の準備、食事の準備をして寝るのがいつも、一時か二時でしたね。それで、六時には起床ですから。〉

患者と真摯に向き合いつつ、そして何より過誤があってはならない医療の仕事は、それだけで心身ともに膨大なエネルギーを消費する。若き日の体力自慢の牧内氏とはいえ、過酷な毎日であっただろう。しかし、牧内氏はこう語る。

〈しかしやっぱり、時代もそうだったし、目標が修行だったので。その頃はね、苦労だとは思いませんでしたね、本当に。そういう時代的なものでもあったと思うし、金井整形というのはもうすごい、人が、柔整師が多かったですから。〉

一人前になるまでの苦労は当たり前という時代背景に加え、金井整形外科の多数の柔道整復師が協働する「場」が、苦労を感じさせなかったという。筆者は、柔道整復師養成の専門学校の教員として勤務していた時代がある。この時、多くの「見習いと学業」の両立に苦悩する学生に接してきたが、見習い先を辞める選択をするのは「同じレベル・立場の仲間がいない」場合が多いことに気づいていた。つまり、「でっち」の仕事をすべて一人で背負いこんでしまった時に修行が頓挫してしまう者が多い印象があった。同じ「場」において同じレベルの仲間を含むたくさんの徒弟と協働することが、見習い時代の挫折を防止する一方策なのかもしれない。

〈金井整形外科には修行に来てる柔整師が二〇人以上いた。そのうえ、医師のインターンもですね、何人もいましたよ。外国からも来てましたよ、インターン、医師の。〉

そして牧内氏は、今もなお柔道整復師の現場で生きる「手持ち五年、足持ち三年」という教えを叩き込まれる。

〈助手をしてる時にですね、持ち方悪いと、次から助手をさせてもらえないんですよ。もう、きちっと持たないと。で、その頃ね、よく言われたのが、手持ち五年、足持ち三年、っていう言葉をさんざん言われましたね。手持ち五年、足持ち三年っていう言葉を教えてもらいました。ですから、もう、先輩の技術を盗み取るようにしてですね、身につけてきました。〉

ちなみに筆者は「手持ち五年、足持ち十年」と習った。年数の多寡はともかくとして、この言葉は柔道整復師の業務における助手の重要性について重要な示唆を含む。骨折や脱臼の処置を行うとき、治療にあたる者の役割は、実際に整復を行う術者とその補助をする助手とに分かれるが、養成校における実技教育は術者偏重であり、助手の役割が重視されていない。養成校における教育の改善も望まれるが、まず臨床現場での徹底した見習いの経験を要求されるのが助手の役割である。さらに、柔道整復師界には「包帯十年」という言葉もある。医師や看護師の象徴が注射器や聴診器であるのに対し、柔道整復師はトレードマーク等に包帯の図柄を用いることが多い。例えば、柔道整復師界最大の職能団体である公益社団法人日本柔道整復師会の会員を示すマークは、東京都では足関節に包帯を、静岡県では肘関節に包帯を巻いている図柄である。包帯の技術は、実際の患者に巻く場合とは異なるにせよ、健常者を相手にいくらでも練習が可能である。牧内氏はアパートの住人の協力を得ながら、包帯をはじめとする技術を磨いていった。

〈その頃ですね、…休日になると、アパートの…六部屋ありましたから、そこへ住んでる人の手足を借りて、いつも先輩の柔整師の真似をしてね、それでもう、…「時間も遅いから終わりにしよう、」牧内さん、って言われたくらいやりました。練習をね。〉

勤務時間以外にも研鑽を積んだ牧内氏は、金井整形外科で、柔道整復師の先輩である山本勝巳氏の薫陶を受ける。

〈山本先生って、副院長じゃないけど、みんな副院長、副院長って言ってた。…この先生は「ほねつぎの神様」って言われたんですね。それで僕はその先生にずいぶん指導を受けたんです。特にこの、

上腕骨顆上骨折の整復はもう、神技でしたね。本当にね。〉

述べたように、牧内氏といえば「三度の飯より顆上が好き」と呼ばれた柔道整復師であるが、その技術の原点は山本氏の指導にあった。山本氏との関係により、その後、牧内氏の修行生活は転機を迎える。

〈[山本先生は]金井院長の[ところを]…辞めて、…開業したんですよ。で、…電話かかって呼び出されて。[山本先生は]…おまえ辞めろって言うんですよ、僕に。僕は金井整形に残って、自分の技術をどのくらいか試そうと思ってたけど、辞めろって。辞めてどうしたらいいですか[と聞いたら]、俺んとこ来いって言うから、じゃあ先生のとこ行ったら給料くれますかって言ったら、始めたばっかりだからできないって。あげられないって。で、往診でもして、あれしたら[稼いだら]っていうことで。結局、金井整形を僕、辞めたんだよね。〉

そして牧内氏は、金井整形外科を退職した後も往診などをしながらさらに研鑽を重ね、やがてこのように考えるようになる。

〈修行時代に考えたのが、やっぱり治療現場でないと柔整師の、まあ他の仕事もそうだけど、喜びとか怖さはわからないと思うんですよね。そういう考えからですね、いかに臨床経験するかによって[柔道整復師としての]考え方も変わってくると思うんですよね。まさに柔整師は臨床医学であると

考えてました。で、その考えは、僕は今も変わらないです。〉

2　師の教え

牧内氏は「私には恩師が二人いる」と語る。本節では、牧内氏の二人の師についての語りにふれる。

(1) 金井良太郎医師

〈まず、一人は修行時代の金井整形外科の初代院長で医学博士の金井良太郎先生です。この金井先生は、東大の整形外科の、今言う准教授までされた方なんですよね。だけどすぐ辞めて、東大の前で開業したっていう方です。〉

前節でふれたように、牧内氏は、柔道整復学校の学生時代に金井医師と出会い、金井整形外科の門を叩いた。そこで受けた薫陶について、牧内氏はこう語る。

〈金井先生から教わったことは、医療っていうのは一〇〇%を目指すと失敗することがあると。…だから、骨折の整復はね、八〇%から九〇%やってれば大丈夫だと。ただし、脱臼は、もう脱臼の整復

は一〇〇%でなきゃだめだ、っていうことをね、教わりました。〉

骨折の処置は、今日はここまで、続きは明日、または一週後に腫脹が減退したらなどの采配が可能である。しかし脱臼は「ゼロか百か」、つまりその場で整復できたか否かが問われる。とにかくその場で何とかすることが求められるのが脱臼の治療であり、骨折のように「続きは明日」ということはできない。このことは、牧内氏が教壇から発信し続けたことでもある。さらに牧内氏は、「ほねつぎとして信頼を得るのも失うのも脱臼の整復」とも説き続けた。

〈[われわれ柔道整復師にとっては]「必ず治してやろう!」というその心構えが必要である。必ず治してやろうという心構えが、必要である。〉

牧内氏はかみ締めるように二度繰り返した。柔道整復師は、いわば腕一本で勝負する骨接ぎの職人である。入魂の仕事をせよという心構えは、金井氏から牧内氏へ伝播した教えであった（図4）。

また、金井氏から、患者との接し方についての心構えも教わったと述べる。

〈患者に対しては、勇気を与える言葉をかけなさい。[自分で]治す、治せる、治すんだ!っていう。[患者に勇気を与える必要があることを]…教わったんですね。まさに…医療の始まりは言葉であり、医療の終わりも言葉であるっていうことわざがありますけども、本当にそのとおりだと思いますね。〉

牧内氏が語る患者と氏との数々の逸話からは、血の通った人情話のような印象を受ける。この印象の正体は、牧内氏と、牧内氏から勇気を与えられた患者との相互作用が、治療を介してひとつの物語をかたち作っているからであろう。

(2) 栗原宏介医師

〈もう一人は、…私が開業してからの恩師です。栗原整形外科の初代院長で、医学博士の栗原宏介先生。栗原先生には、先生が大学の整形外科の医局長時代から開業するまで五〇年以上にわたって、臨床面をはじめ私生活までご指導いただいてます。私は栗原先生のご指導をいただけなかったら…いただいたからこそ、現在があると思ってます。〉

栗原氏は、牧内氏が練馬区北町で牧内整骨院を開業

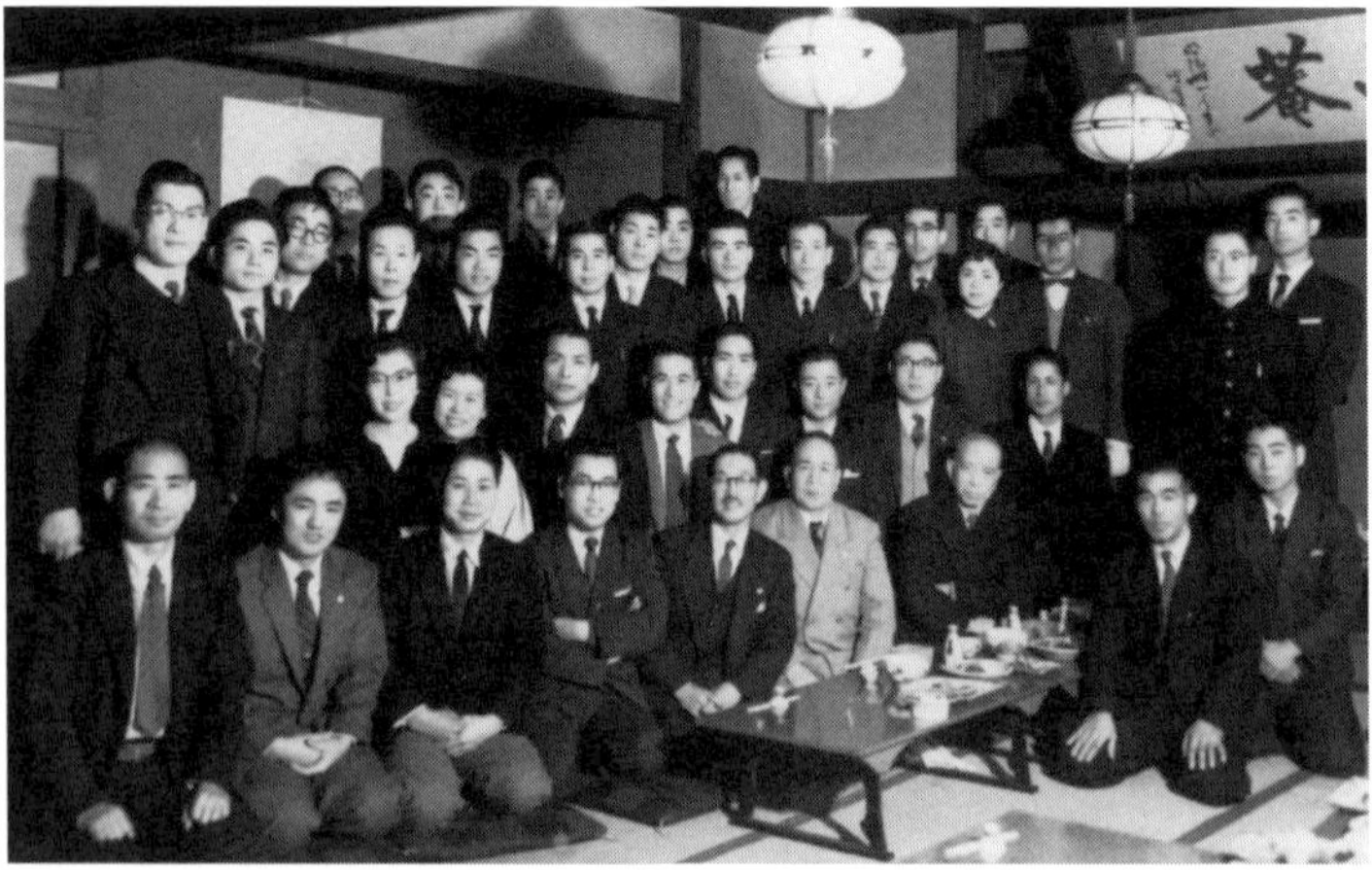

図4　金井整形外科一門。前から2列目，左から5番目が牧内氏。最前列の右から3番目，腕組みしているのが金井良太郎医師。

した当時、近隣に所在する日本大学板橋病院の整形外科医局長を務めていた医師で、日本大学医学部の講師でもあった。栗原氏は、患者にも自分にも厳しい医師として知られていた。筆者も栗原氏の薫陶を受けた一人であるが、よく、それは厳しい指導を受けた。また、栗原氏の診療を受けたことがある患者からも、「院長に叱られた」「診察で泣いてしまった」「おっかない」等の話を数多聞いた。付記しておくと、栗原氏を語る時の患者は、いずれも笑顔であるのが印象的であった。栗原氏に関する逸話は次章でも多く登場する。

以前、筆者は、牧内氏から栗原氏との出会いについて話を聞いたことがある。日大板橋病院に勤めていた栗原氏は、診察する患者の中に「ほねつぎの牧内は腕が良い」と話す者が多いことに気づいた。牧内氏も、患者の中に「日大の栗原医師は（厳しくて恐ろしいが）名医である」と話す者が多いのを知っていた。日大板橋病院と牧内整骨院は約三キロしか離れていないため、患者の居住地域が重複する。

栗原氏は、一度その「ほねつぎの牧内」を訪ねたいと思い立ち、ある夏の日の昼下がり、牧内整骨院を訪れた。そのとき牧内氏は昼休みの最中であり、白衣を脱ぎ、蒸し暑い待合室の窓辺で仰向けに寝そべり、新聞を読んでいた。玄関先で「御免ください」という声がした。牧内氏は知人だと思い、寝そべったまま「おう、誰だ」と答えた。「栗原と申します」「どこの栗原だ」「日大の栗原です」。牧内氏は飛び上がり、平身低頭して栗原氏を迎えたという。牧内氏は「あの時は本当にまいったよ……」と、きまりが悪そうに笑い、筆者にこの話をしてくれた。

栗原氏と牧内氏の交流はこの時から始まった。当時の栗原氏の自宅が牧内整骨院のごく近所にあったことも幸いし、朝、牧内氏は出勤する栗原氏を待ち構え、タクシーに乗り込もうとする栗原氏を引き止め、空に単純エックス線写真[3]をかざして読影してもらい、指導を受けたという。

〈栗原先生から…「手当て」ということを教わりました。これこそね、柔整師の原点であるという風に［思っています］。ぴったりした言葉だと思います。いつも［栗原］院長によく教えてもらったですから、そういうことをね。［柔道整復師に大切なのは］手当てだってことを。〉

栗原氏はのちに栗原整形外科を開業するが、よく職員に「患者をとにかくよく触ること」と指導していた。さらに、「患者にはおみやげを持たせて帰りなさい」とも言っていた。「痛みがよくなったとか、痛みはあまりよくならなかったけど先生と話せて楽しかったとか、看護師さんが親切だったとか。今日、病院に来てよかったな、治すために頑張ろう、そう思わせるような医療を心がけなさい」。これは、牧内氏が金井氏から受けた「患者には勇気を与える言葉をかけなさい」という教えに通底する。

その後栗原氏が亡くなるまで、牧内氏は、医師への紹介を必要とする患者の中でも「これは」と思う患者は栗原氏に紹介していた。牧内整骨院では、患者が栗原整形外科の所在地である埼玉県朝霞市まで栗原氏の診察を受けに行くことを「朝霞詣で」と呼んでいた。栗原氏の診察を受けることは特別なことであるという畏敬の念がよく表れている言葉である。

3　修羅場の経験
——牧内整骨院院長として

牧内氏は、一九五九（昭和三四）年八月一日、東京都練馬区で牧内整骨院を開業した。本節は牧内氏が院長として経験した「修羅場」に関する語りで構成されている。取材時、語られる「戦争物語 anecdotes」（Orr 1986：62－72）[4]はとどまるところを知らず、筆者はその膨大な経験と英知に圧倒され、牧内氏の真骨頂を感じた。なお、修羅場の経験 extreme experience は、知識創造理論を提唱した野中郁次郎が重視している概念[5]である。野中は、実践的な知の獲得には良質な経験が必要だが、良質な経験の中には「修羅場の経験」が含まれるとしている。しかし、ここで紹介する内容は、語られた方法論そのものは決して推奨されるものばかりではなく、その時代であったから許容された側面があることは明記しておきたい（図5）。

（1）上腕骨外顆骨折後の偽関節

上腕骨外顆《がいか》骨折は、七歳前後の小児に発生しやすい肘関節部の骨折である。この骨折が回転転位をきたしたものは、数ある骨折の中で最も徒手整復が難しく、

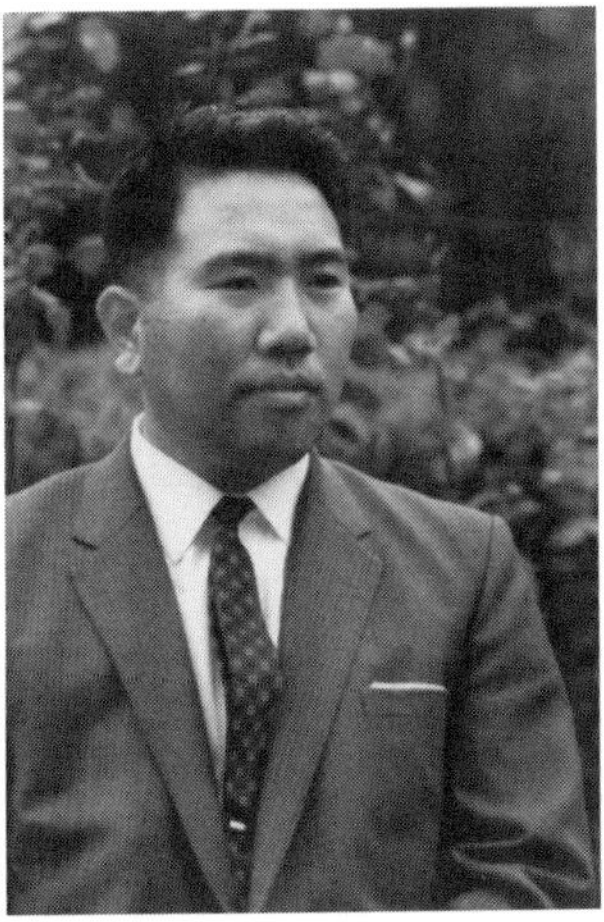

図5　血気盛ん，脂が乗りきった頃の牧内氏。

手術の適応[6]とされる。回転転位が未整復のまま時間が経過すれば偽関節《ぎかんせつ》[7]となり、仮に整復ができたとしても、関節内骨折であるため偽関節に移行することが多い。

〈五歳の男の子の上腕骨の外顆骨折を私、偽関節にしちゃった。もう一か月間は不安で夜もなかなか寝付かれませんでしたけどね。そして整形外科にお願いして…栗原整形ですけど、僕が連れて行って、手術するってことになったんだけども、本人がね、手術を拒否して、現在もそのままなんですよ。〉

「手術は絶対にしたくない」と柔道整復師を頼る患者は、現在も多数いる。医師に手術が必要と診断され、途方に暮れてセカンドオピニオン[8]を求め接骨院を頼ってくる場合もある。しかし、柔道整復師による保存療法の限界を超えている例もあり、柔道整復師は大きなジレンマにさらされる。特に牧内氏のようにほねつぎとして定評のある柔道整復師にかけられる期待は大きく、重圧も相当なものであっただろう。しかしその後、当該患者は意外な経過を辿る。

〈それで、四一年経過した現在も、外反肘《がいはんちゅう》となって尺骨神経麻痺[9]が出現して、握力が四キロ少ないですね、健側からすると。…ところがね、機能的には何の問題もないんですよ。〉

これは、臨床に立つ者が時々経験することである。「手術しなければ治らない」とされた患者が「本態は治らなかったが、症状としては治っている」。結果として偽関節になってしまったことは憂慮すべきことであるが、患者の「手術したくない」という願いはかなえられ、機能障害もない。そして、四〇年を越えてもなお牧内氏が病態を把握しているということから、今もなお当該患者と牧内氏の信頼関係が続いていることがうかがえる。牧内氏は学生に対し、しばしばこう語っていた。「私たちは患者さんに助けてもらう。柔道整復師は、俺が治してやっているなどと自惚れてはならない」。

（2）骨形成不全症の大腿骨骨折

柔道整復師の業務は整復・固定・後療に分かれるが、そのいずれの場面でも事故が起こるおそれはある。牧内氏にも苦い失敗の経験がある。

〈大腿骨骨折の…手術した人なんだけども。膝関節の拘縮の矯正時期に私が、今日は膝の曲がりがいいからちょっと我慢してって、ぽっと押したらね、再骨折させてしまって。不全骨折ですけども。〉

〈この人はね、骨形成不全[10]で。…僕が注意を怠ったんですけども、…［治療していた大腿骨骨折を］隣の常盤台の金子っていう病院で手術したんで、僕はもう、レントゲン持ってね、［金子病院に］飛び込んでいったんですよ。会ったこともない…院長さんに会わせてくれって。こういう者ですって。［院長に会うことができたので］レントゲン見てもらったら、牧内さん、これボルトで留めてるところを、［指で骨折線を描きながら］ピピピッて入って、この人は骨形成不全だから、あなたのあれ［後療時の力］がちょっと強かったのかも、そんなに悩まない方がいい、大したことないからって

言ってくれて。…［でも、］半年かかりまして、治るのに。〉

治療中の事故は、どのような医療職においても、職業的なアイデンティティの動揺に直結する。特にそれが大きな事故であった場合、アイデンティティの崩壊につながることもある。[11] 後でふれるが、牧内氏は、柔道整復師を辞めようと思ったことは一度もないと語る。このような修羅場を、時に体当たりで越えて、牧内氏は熟達の領域へと歩んでいった。

（3）「草月流」のモンテギア脱臼骨折

モンテギア Monteggia 脱臼骨折は、前腕の骨である尺骨の骨幹部骨折に肘の外側に位置する橈骨頭《とうこつとう》脱臼を合併した外傷である。橈骨頭脱臼が看過されることが多く、治療に際し注意が必要となる。また、成人症例では転位が大きいことが多く、手術で対処されることが多い。

〈…七四歳の老人［筆者注：男性］が、競馬馬《けいばうま》を積んだトラックに激突されて、右前腕骨の第四型のモンテギア脱臼骨折[12]をしたんですよね。このレントゲンをですね、金井整形の院長に御高診をお願いしたところですね、…あまりにも複雑で粉砕骨折であるために、金井院長がね、「牧内君、これは草月流[13]だよ」って、いけばなの名前を言ったんですよ。そのくらいきれいに脱臼骨折してた。今でも探せば［レントゲン写真が］あると思うんですけど。〉

熟達の領域に至った医師や柔道整復師は、単純エックス線写真などの検査画像を見て「きれい」「美しい」などと表現することがある。そこには、人体がどうしてこのようなことになってしまったのかという、外傷に対するある種の畏敬、さらには畏怖が内包されていると思われる。それは金井氏と牧内氏の目にも、それは「見事な」骨折であった。

〈それで、すぐに手術をしなさいと言われたんですね。ところが患者さんがね、右腕を切断…肩から切断しても牧内先生のせいにしないから、何とか〔手術しないで〕治療してくれって。頑固な親父で。…それで、若さの至りで…治療した結果、肘関節の屈曲〔制限〕角度が七度、それから前腕の回外制限が五度で、あと全部治っちゃった。信じられないくらい。バラバラもいいとこですから。〉

この症例も、前述した上腕骨外顆骨折と同様に、患者の「手術したくない」という希望を優先して保存療法の限界を超えて取り組んだ症例である。牧内氏は「治っちゃった」と述べるが、ドレイファスやベナーが述べるように、熟達者の判断の基準は「ルール」ではなく「直感」に移行している。この逸話も、熟達の領域に至った柔道整復師の、言語化できない英知の集積のなせる業であったと推測される。

（4）下腿両骨粉砕骨折の高齢症例

続いて、牧内氏は下腿両骨骨折患者の話を語った。下腿骨には脛骨《けいこつ》と腓骨《ひこつ》の二本がある。この両骨が完全に骨折すると歩行不能となる。現在は、柔道整復師が大腿骨骨折や下腿両骨骨折などの下肢の大骨折を治療する機会は減少しているが、牧内氏は凄絶な経験をしている。

〈…老人［筆者注：男性］が桜の木から転落して、下腿粉砕骨折。これもバラバラなの。ところがこの患者は、［奥さんである］おばあちゃんが、牧内院長に診せるまでは誰にも触らせないって。それで、隣［の家］に看護師がいて。これはもう大変な怪我だから、すぐに救急車を呼びなさいって言ったら、ダメだって言って。落ちてから六時間放置してあった。〉

牧内氏にしてみれば、篤い信頼は冥利に尽きる、しかしこの患者は、救急搬送してほしかった患者であっただろう。骨折は他の外傷に比べ、非常に強い腫脹をきたす特徴がある。さらに下腿は他の部位と比較し、腫脹に対する耐性が低い部位である[14]。

〈だからね、［私が診たときには］…風船になったまま。膨らんで、こうやって触るとピューって［血が］出るんじゃないかっていうくらい腫れてた。どす黒くて。それで、［この患者さんにも］切断しても先生のせいにしないからって言われて。それで処置したんです。本当に…踵がまっすぐ向こう向いてたんだから。足の指が反対のほう向いて。一日に三回往診しました。朝、昼、晩。それで何とか［快方に向かっていった］。この人がまた我慢強いんですよね。それで結局、機能障害にならなくて、治りました。〉

「踵がまっすぐ向こう」という表現から、この患者の骨折がきわめて高度の転位と変形をきたしていたことがうかがえる。現在では、手術はもちろん、入院によって徹底的に管理されるべき程度であったことが推察される。また、一日に三回往診することも、柔道整復師としての強い使命感がなければなしえない。手術をしたくない患者に対し、ほねつぎとして応える術を、牧内氏はほねつぎとしてふさわしい能力を以て、要請に応じる責任を果たしていた(15)。これはケアリング caring の構えであるといえる（第5章参照）。

（5）先天性股関節脱臼の少女

先天性股関節脱臼は、小児の三大整形外科疾患(16)のひとつで、その代表格である。疾患名にあるように、先天的に股関節が脱臼しているものもあれば、脱臼しやすい要素を持って出生し、その後のおむつの当て方や抱き方などの外的影響で脱臼するものもある(17)。日本では、乳幼児健診の普及により早期発見・早期治療がなされるようになり激減したが、かつては治療されないまま放置されていることも多く、珍しい疾患ではなかった。治療法は、現在は、リーメンビューゲル Riemenbügel 装具(18)による保存療法が主体だが、かつては脱臼位にある大腿骨頭を整復、固定する方法もとられていた。

〈六歳の女の子。先股脱《せんこだつ》［筆者注：先天性股関節脱臼の略称］で、某大学の教授が整復固定したのが、関節強直《きょうちょく》(19)を起こしたんですよ。それでこの症例をね、矯正した。この患者がですね、横浜からね、…土舐めるくらいに跛行《はこう》(20)してね、来るわけですよ。子ども［筆者注：患児］と、…男の子［筆者注：患児の弟］を背負って、お母さんが。〉

先天性股関節脱臼が治療されていない状態の患者は、振り子歩行、トレンデレンブルグTrendelenburg歩行、アヒル歩行などと称される独特の跛行[21]を呈する。先天性股関節脱臼は、外見、歩き方ともに、「何とか治してあげたい」という思いが喚起される疾患である。

〈それで…弟子とね、何とか治したい、矯正してみようかって言ったら、弟子がね、大腿骨を折るから先生、やめた方がいいって。…しかしおまえ、横浜から来てくれてるのにって。〔結局、矯正を〕やりました。バカーッって音がしてね。もうそしたらね、抑えてる弟子がさ、「大腿骨が折れた！」って言うんですよ。それで〔レントゲン写真を〕現像しながら、…神様助けてください、助けてくださいって。見たらね、結局、関節が剥離。〔臼蓋《きゅうがい》と大腿骨頭が〕くっついてたのが、こう〔癒着が剥がれた〕。三、四か月かかって来てたのが、二週間で跛行が取れました。〉

治療をしていると、時に骨折したのではないかと思うような大きな音がして驚かされることがある。実際は、大きな音の原因はいわゆる癒着[22]が剥がれた時の音であることが多いとされる。

今後、柔道整復師が二度と経験できないであろう凄絶な経験に、筆者は矯正の方法を質問した。

——すごいですね、それ。股関節は普通にこう、回旋させてやるんですか。

〈いや、牽引しててさ、［身振りを交えながら］膝んとこへね。子どもだから。ガーンとね、外旋しちゃったの。〉

現代では考えられない、体当たりの治療であった。そして牧内氏は、ほねつぎアイデンティティの核心を語った。

〈若い頃は負けず嫌いなところがあって、この怪我は手術しなきゃいけないという怪我になると、余計ファイトを燃やした時代があったんですよ。〉

患者の、手術したくないという思いに、腕一本で治療する専門家として確実に応える。その反面、自分の腕だけで治したのではないということも、熟達の領域に至った者は理解している。

〈［今では］考えられませんよ。だからね、私は運がいいのかなと思ってる。〉

牧内氏は運がよかったと述懐したが、もちろんそれだけではないだろう。牧内氏はこうも語った。

〈その女の子は、それで一年遅らせたの、学校［に入学するのを］。一年後にね、ランドセル着て［会いに来てくれた］。僕は泣きました。今どうなってるか、会いたいですよ。でももう、四十何年前で

すから…今どうしてるか、会ってみたいと思うんだけど。〉

(6) 妊婦に生じた肩関節脱臼

肩関節脱臼は、外傷性脱臼の中で最も数が多い。柔道整復師がほねつぎとして、最も持てる能力を発揮できる外傷の一つである。述べたように、牧内氏は師である金井氏から、「脱臼の整復はゼロか百か。一〇〇%でなければならない」と薫陶を受けた。ほねつぎの巨人である牧内氏も、若き日に肩関節脱臼で苦労している。いかにして技術を体得するべきかとの語りがなされた時に、妊婦に生じた肩関節脱臼の逸話が語られた。

〈いかにして、技術を体得するかということで。これはもう、試行錯誤の連続でしたよね。肩関節脱臼の整復で、妊婦、九か月の妊婦の患者に、笑わせながらね、呼吸法を取り入れ、何とか整復しましたけど、とても緊張しました、この時は。そこで産まれたら困るってね。(笑)〉

脱臼の整復に最も重要なのは、筋の緊張を除去し、筋の弛緩、脱力を得ることである。[23] 痛みがあると、患者は筋を緊張させて不測の事態に備えようとする。しかしこの筋緊張が整復の妨げとなり、骨折などの副損傷を惹起することもある。まして相手が妊婦であるなら、痛みのため強くいきめば早産のおそれもあっただろう。

実際に牧内氏の骨接ぎを見た者は、「とにかく患者と会話をしながら」であることに驚くという。牧内氏の骨接ぎの技は、整復前の環境作りも含めて熟練であるのだろう。

4　牧内氏と医接連携

第1章で述べたように、医師と柔道整復師が職務上連携することを医接連携と呼ぶ。柔道整復師はほねつぎではあるが、脱臼と骨折の骨接ぎをする場合は、応急の場合を除いて医師の同意を必要とする。この他、運動器に発生した腫瘍や、外出血を伴う外傷、運動器以外の合併症がみられる症例など、医師に委ねなければならない疾患が数多く存在する。そのため、骨接ぎを行う柔道整復師にとって、医接連携は重要な概念である。

牧内氏には、医師と連携する際、心がけていることがあるという。

〈医師の先生方には必ず自分から挨拶に参ります。行って必要なことをお話しし、お願いすることにしてます。〉

顔が見える関係だからこそ信頼を得られることもあるだろう。そして「必要なことを話す」るには、医師と同じ用語を用い、一定の知識を持ったうえでなければならない。これは時に権威的な職業である医師に対して、並大抵のことではない。

〈僕は学生にも…［協力を仰がなければならない医師から］絶対に逃げるなっていうことを言うんですけど。…自分から飛び込んでいってね、そうするとね、ドクターは受けてくれるんです、たいがい。…僕の経験からは、行くとね、受けてくれます。僕の知ってる範囲では。ですから、自分で説明して、理解をいただくことにしているんですね。で、おかげさまでですね、人の関係で…問題を起こしたことは一度もありません。しかし、それだけやっぱり心がけて毎日診療してないと。大変なことですから。〉

柔道整復師のもとに業務範囲を超えた、あるいは業務範囲外の患者が訪れた時、具体的には当該患者を医師に紹介することになる。その基準について牧内氏に質問した。

〈何を基準に医師に紹介してるかということですけども、私は金井整形からいくと［通算すると］、だいたい五五年くらいの臨床経験がありますので…古い人間でございますから、直感とか、勘とか、ひらめきというものを基準にしています。この直感とか、勘、ひらめきというのはやっぱり、言葉やペンでは表せない、表すことができないんじゃないかと思ってるんですね。…私個人の経験で判断をしているんです。これは紹介した方がいい、と。〉

第2章で、熟達者には、何かをするのに「理由があってそうする」のではなく、直感に従って行う、また、膨大な経験を積んでいるので、多くの的外れの診断や対策を検討するという無駄をせず、ひとつひとつの状況を直感的に把握して正確な問題領域に的を絞るなどの特徴があると述べた。さらに熟達者は、これらの自分の行動や判断の根拠を説明できるとは限らず、質問に対し「それが正しそうに思えたから」、「なんとなくそんな感じがした」等の曖昧な答えがなされる場合があり、達人レベルの持つ暗黙知が、きわめて言語化しにくく、形式知になりえない場合が多いことを示していると述べた。牧内氏の語りにおいて、まさにこの状況が生起していたといえよう。

〈だいたい、外傷なんかでも、診てて、そうですね、六割か七割くらいは［見立てが］当たってるかもしれませんね。あとの四割ぐらいは、ああそうか、折れてたのかっていうことになるんだね。特に不全骨折なんかは。〉

「当たっているのは六、七割、四割は判断に確固たる自信は持てていない」と語ることができ、自分の判断を絶対視しないなど、メタ認知を活用することができる点や、それにより生じる謙虚さも、牧内氏が熟達したほねつぎであった証左であろう。

また医接連携は、決して医師を上位とし、柔道整復師が判断を仰ぐ形態ばかりではない。

〈医師から紹介された症例で印象に残るもの…ある外科医の先生が、肩の脱臼を何回やっても整復できないということで紹介を受けて、整復を行いました。〉

餅は餅屋、つまり「骨接ぎはほねつぎ」として、医師が牧内氏を見込んでいたということである。現在ではこのような例は少なく、例えば脱臼の整復ができなかった場合はより高次の医療機関において対処されることが多い。

〈その頃、今から四〇年くらい前は、手術した後の関節拘縮、特に膝の関節の拘縮が多くて、これの紹介を受けたことは、もう何人もあります。〉

現在、術後の膝関節拘縮の後療は、医療機関では主に理学療法士が担っている。日本で理学療法士および作業療法士の資格の法制化がなされたのは一九六五（昭和四〇）年のことである。牧内氏の語る「四〇年くらい前」を一九七三年とすると、理学療法士の資格取得者は総計で一五〇〇名程度[24]であった。牧内氏が医師から後療を請け負っていた頃は、まだ全国的に理学療法士が少ない時代であったことも、このような医接連携がなされていた要因であったと推測される。

取材時、牧内氏からは、さらに多くの逸話が語られた。いずれの逸話にも通底していたのは、多くの医師や柔道整復師が牧内氏に寄せた、「ほねつぎ」への絶対的信頼であった。

5　ほねつぎの樽に漬ける
——弟子の育成

牧内氏は、生涯で九〇名を数える弟子を育成してきた。すぐに辞めた者を含めれば一〇〇名以上であるという。徒弟制の特徴は、技術だけでなく師匠の生き方を手本に自らを構築し、世の中を見る目を養うことができる点であろう。家具職人で、現代もなお厳格な徒弟制で職人を養成している秋山利輝はこう述べる。

> 住み込みで二四時間、寝食をともにし、〝職人〟を目指して常に自分を磨いていく。師匠や兄弟子が弟弟子を徹底的に指導し、次の世代にその精神を伝えていく。……歌舞伎や落語がいまでもその制度を採用しているのは、〝技〟などを習得するだけでは、その物語の本当の世界観を表現できないからです。師匠とともに過ごして、さまざまなものに触れ、世の中のあらゆることすべてを受け入れて人間的にも成長しなければ、表現できないことがあるからなのです。（秋山 二〇〇九：一二三）

⑴ 院　則

〈弟子の資質で最も重視するものは、やっぱり…まず、挨拶、返事、掃除、トイレを含めてね。こういうことから始めさせます。〉

〈私のとこは「院則」ってのがあるんですよ。…こういうのが［院則が印刷された紙を示す］。あとで

見てください、これ。…受付の中とか各自の部屋に貼ってある。〉

柔道整復師を正統的周辺参加論で鳥瞰した時、その社会的実践の最も周辺的な領域は掃除や挨拶である。牧内整骨院では、これらを「院則」として標語化したうえで実践している。以下に牧内整骨院の「院則」を示す。

一．患者さんには親切に
二．一歩治療室に入ったら戦場と思え
三．だらだらした態度は見せるな
四．返事は大きく歯切れ良く
五．〝こんにちは〟〝お大事に〟はみんなで大きな声で
六．行動は常に敏速に
七．言わずともやらなくてはならない事はたくさんある
八．常に勉強し、患者さんには納得する説明を
九．いつも明るく元気よく
一〇．常に開拓心を忘れるな
一一．治療室全体の流れを見て、患者さんを待たせるな
一二．診療＝心療、手で触り、心で触れる医療

一三．目で視、耳で聴き、手で触れ、症状に応じた治療を
一四．カルテに記録をとる
一五．八時までに診療室に集合すること

いずれも医療人として基本的な心構えを示したものであるが、牧内整骨院では毎朝のミーティングに際し、全員でこの「院則」を唱和している。毎日声に出して確認することは、同僚間の一体感を高めるとともに、慣れとともに忘れがちな基本的態度を崩さないという効果があると思われる。ちなみに、「牧内整骨院数え歌」もあるという。本節冒頭で引用した家具職人・秋山利輝が代表を務める秋山木工でも、毎朝の朝礼において「職人心得二八箇条」を唱和するという。「挨拶のできた人から現場に行かせてもらえます」「愛想よくできる人から現場に行かせてもらえます」など、すべての文句に「現場に行かせてもらえます」が続くのが特徴である（秋山 二〇〇九：四四－五一）。

（2）包帯に始まり包帯に終わる

牧内整骨院の大きな特徴のひとつが、包帯に対する敬意である。

〈それ［挨拶や掃除］ができたら、今度は包帯や材料の選別、それから…包帯を洗濯して、乾かして、うちは今でも手巻きなんですね。手巻きした包帯が、どのようにして仕上がってきて、患者にあれ［包帯が患部を守り、巻き方が治療を左右］するのかっていうことを経験させるのに、一年くらいか

けて覚えさせます。［弟子たちは］ひたすら巻いてますよ。〉

各接骨院や整形外科で、包帯の洗濯方法や巻軸帯の作り方（巻き方）はそれぞれである。巻軸帯を作るには「包帯巻き機」を使用するのが一般的である。包帯巻き機には手動と電動がある。牧内整骨院のように、手で巻軸帯を作るのは現代においてはきわめて珍しい。丁寧に洗濯し手間をかけて巻いた包帯は、粗末に扱うことはできない。弟子たちは、自分が苦労して巻いた包帯が患部を守り、治癒に導く過程を目の当たりにする。まだ患者に触ることができない見習い、でっちの時分から、包帯を調えることで実際に治療の一端に参画しているという事実が、患者と向き合う心構えを涵養する。

〈私の中では、柔道整復師は包帯に始まって包帯に終わると、まあ今はテーピングもありますけど、…そう思っております。…包帯十年という言葉が、われわれ柔整師の中に［大切な言葉として］あります。〉

「包帯十年」も「手持ち五年、足持ち三年」と並んで柔道整復師の修行の重要性を示唆する言葉である。柔道整復師養成校で用いられている教科書『包帯固定学』の序文には、次のような記載がなされている。

柔道整復師の包帯法（学）については、歴史的には主に、実践臨床の場で師から弟子へという形で伝承されてきた。……巻軸包帯で骨折等の整復位をいかに保持するかの研究、患部を毎日診察し、腫脹

> の状況によって包帯を調整すること、緩まない包帯、……骨折で確実に固定するために綿包帯の新品を使わず洗った包帯を使用すること、……これらは先人達の創意工夫の一部である。（全国柔道整復学校協会編 二〇〇三：序）

しかしながら、包帯は主に外傷患者に対し用いるものであるため、現在の慰安的治療にばかり専念する柔道整復師の中には、包帯、特に伸縮性のない綿包帯を上手に巻けない者も存在する。

> 〈…最も大切なのは、包帯の圧、包帯を巻いた圧が最も大切じゃないかと、私は思って指導してます。当院では、診療が始まる一時間前から、診療室、施術室で集まって、包帯やテーピングの練習を、だいたい一時間、毎日これをやってます。毎朝ね。〉

包帯は練習すればするだけ上達する技術である。巻く相手が患者でなくても練習ができるため、努力の結果が出やすい。

また、牧内氏は自らの接骨院における弟子の育成だけでなく、学校教育の場でも多くの学生を指導してきた。序章で述べたように、柔道整復師の世界には、学生のうちから接骨院や整形外科など、実際の臨床の場に見習いとして修行を行う通称「研修」と呼ばれる慣習がある。繰り返しになるが、この場合の研修とは、養成校在籍中、あるいは資格取得後間もない時期から、柔道整復師有資格者や医師が業務を行う現場において、周辺業務や見学を通じ、柔道整復師としての素養を身につけることを指す。時給や月給で小遣い程度の給料を受けるが、労働力の提供よりもむしろ徒弟制における見習いの要素が強く、通常のアルバイトとは一線を画す。かつては住み込みでの研修も珍しいものではなかったが、現在では住み込みはまれである。

〈私は…柔整専門学校で四四年、教鞭を執らせてもらってるんですけど。その中で、そう、わかったことは、学生時代ですね、臨床の場で経験した学生と、ほとんどしなかった学生では［在学している］三年間[25]にかなりの差がついちゃうんですね。…認定実技審査[26]の包帯を巻かせると、いちばんよくわかるんですね。〉

各養成校では、毎年秋から冬にかけて行われる認定実技審査の前になると、徹底した実技教育が展開される。しかしながら、包帯の技術習得は一朝一夕に成るものではなく、試験前だけでなく普段からどれだけ練習をしてきたかが重要となる。

〈例えば、非常に患者さんの多いところで一生懸命やってるやつらは、三年間でかなり上達してる人もいますからね。そうかと思うと、［研修に］行ってない人は何もわからない、差がついてる。〉

〈柔整師には包帯十年っていう言葉があるくらいですから、私は今まで自分の経験からですね、もう、できる限り、自分から積極的に臨床経験を学生のうちから両立させてほしいというのが私のあれ［思

い」なんですね。〉

牧内氏は再度「包帯十年」と語った。多くの弟子や学生を育ててきた牧内氏の実感として、包帯だけでなく、柔道整復師の様々な技術やハビトゥスは、初学者の頃より臨床と学校の両輪で身につけていくのが望ましいということである。

(3) ほねつぎの樽に漬ける――住み込みについて

書生として師匠の邸宅や接骨院に住み込み研鑽を重ねる形態は、医術を学ぶ私塾[27]が存在した時代から続いている。しかしながら現代では、私生活が制限されるという側面もあり、住み込みでの「研修」は敬遠される傾向にある。そのような中、牧内整骨院は、住み込みによる弟子の育成を行っており、牧内氏が亡くなり長女のくみ子氏が院長となった現在もそれは続いている。

〈住み込みという形態について、長所は…私のところでは、住み込みの期間中、ほねつぎという樽の中にどっぷり漬けておくんです。〉

本節冒頭の引用でも述べたように、「二四時間」、志したその仕事と向き合い続けることを、牧内氏は「ほねつぎの樽に漬ける」と表現した。入門した修行者には、樽に漬けた漬物が熟成され、じっくりと味が染みていくように、ほねつぎとしてのアイデンティティが徐々に染み込んでいく。

生田は、内弟子制度を考察して以下のように述べている。

> ……「わざ」の習得における掃除、洗濯、炊事といった、「わざ」には直接関係しない事柄をこなすことの教育的意義は、「わざ」の世界全体を流れる空気を自らの肌で感じ、師匠の生活のリズム（呼吸のリズム）を、そしてさらには当の「わざ」に固有の「間」を自分の呼吸のリズムとしていくことができるということ、認識の観点から言い換えるならば、「形」の習得以外の事柄を「なくてはならないもの」として身体を通して認識し、「形」と「形」との関係、さらには「形」とそれ以外の事柄との意味関連を身体全体で整合的に作り上げ、そうした状況全体の意味関連のなかで自らの動きの意味を実感として捉えることができるという点に集約できよう。（生田 一九八七：七二－七六）

また、梅本は、地歌・生田《いくた》流箏曲の家元である初代・富山清琴《とみやませいきん》（富山清翁[28]）の内弟子時代を回顧した語りを記述している。

> ……通い弟子より内弟子の方がけいこしてもらえないのです。通い弟子の方は、来ればけいこしないで帰すわけにはいかないのです。……けれども内弟子というものはいろいろな特典がございましてね、つまり聞く機会が多いわけです。……生きた芸を聞けると言うのでございます。……内弟子にいた六年間に習っていない曲も覚えました。聞き覚えでございます。（梅本 一九八五：一八三－一八四）

内弟子は、師匠の息づかいとともに技を習得していく。直接教えてもらうことがなくても、他の弟子が教わっていたり叱られていたりすることを目の端、耳の端で見聞きすることができる。生田はこれらを、「わざの世界への潜入」と表現し「当の「わざ」の世界に流れる空気を吸い、その世界に固有の「間」を比較的容易に体得することができる」と述べる。

牧内氏は住み込みの長所について、さらに語った。

〈当直があるので…日曜日の二、三日前の、外傷の患者の重いのは、必ず日曜日にも診療してるんですね。その当直の人に［診させている］。それで、急患は自分の診断で治療できるので、覚えが早いんですね。で、当院では…お正月とお盆の休み以外はいつでも受け付けています。…ここに住み込んでいるわけですから。休日は［区の接骨院の］当番がありますので、これが私は［住み込みで］習う…長所じゃないかと思いますね、覚えるための長所。〉

二四時間待ち構えていることで、急患が飛び込んでくることがある。当直にあたっていた弟子は、師匠がいない場で急患の処置をしなければならない。つまり、そのレベルなりの「修羅場の経験」が可能となる。筆者は修行時代、毎週一～二回の当直を経験した。現在教壇に立ち、学生たちに語っているのは、深夜や休日に飛び込んできた患者のエピソードが多い。一人で何とかしなければならない「修羅場の経験」が、実力をつけるのに重要であったことを思う。

住み込みの短所も尋ねたところ、集団生活の経験に乏しく「個」が重要視される時代の変化を語ってくれた。取材の直前にも、弟子どうしのコミュニケーションをめぐる問題があったものの、よく話し合って解決したのだという。

〈短所っていうのは…現代人ってのは個室で育ってきてるじゃないですか。こっち〔住み込みの部屋〕も個室になってるんですけれど、集団生活が苦手な人が多いようなんですね、やっぱり。ですからコミュニケーションを取れない〔という問題が起きたりする〕…ことがありますけども。…そういう〔コミュニケーションの〕取り方が、やっぱり集団生活をしてないために苦手というか。しかし私んとこでは…少ない方じゃないかと思うんですね。〉

〈…非常に、うちの若い先生はね、よく協力して私を助けてくれるんですよ、本当に。〉

寝食、仕事をともにする住み込みという形態は、その時々のメンバーの中で家族のような関係が育まれるのであろう。

（4）去る者は追わず——弟子の独立について

徒弟制における師弟関係の段階は、伝統芸道の習得原則として、しばしば「守・破・離」と表現される。武道の流派などにも免許皆伝という概念が存在する。

〈独立を認める基準、年数。これはね、私は来る者は拒まず去る者は追わずの主義なんですよ。ですから、本人に決めさせます。…一週間くらいで辞めてったのも何人もいますよ。ですから、本人の責任になるんですけど。長い人から一週間ぐらいの人まで、約一〇〇人ぐらいの出入りが、今までありました…今いる連中を入れると。〉

牧内氏は、学びたい者はいくらでも学べという構えを見せた。その反面、つらい修行から逃げ出す者や、修行が不十分なまま独立を申し出る者もいた。そのような者たちを引き留めなかったのは、牧内氏がほねつぎの師匠であると同時に、生涯求道の姿勢を持つ柔道整復師であり、志を同じくしない者に歩調を合わせることに合理性を見出さなかったらではないか。

〈…骨接ぎの…技術を覚えるには、エレベータとか近道は、僕はないと思うんですよ。こつこつ自分の体で体験していくのが大切じゃないかというふうに思うんですけど。それと、いつも私言うんだけど、全く同じような患者は二人といないと思う。〉

膨大な経験をしてきている牧内氏が、同じ患者は二人といないから、いつも新たな学びが生じる場が臨床だと語る。

牧内氏の弟子は、開業をして地域に大きく貢献したり、教壇に立ったり、柔道整復界で指導的な立場にある者も多い。多くの弟子を育てた牧内氏は、こうも語った。

〈いろいろな弟子がいましたけど、やっぱり最後は人間性じゃないかと思いますね。〉

本節冒頭で引用した家具職人・秋山利輝も、「職人にとって大事なのは、技術ではなく人間性」としたうえで、こう述べている。

> 一流の家具職人になるために、なぜ人間性が問われなければならないのか？と聞かれることがあります。家具を作るのが職人の仕事なのだから、徹底して技術を教えればいい――そう言われることもあります。ですが、私は、職人を育てることと人を育てることは切り離せないと思っています。きれいなものを作れるのは、きれいな心を持っている人だけです。この人に家具を作ってもらいたいと、お客様に思っていただけることが大切なのです。お客様からすれば、腕がよくて、人柄のいい職人に仕事を頼みたいというのが本当のところです。「あの人に頼みたい」そう思ってもらえるのが一流の職人です。（秋山 二〇〇九：一九五－一九七）

6　神様が与えてくれた仕事
――職業観、家族のことなど

牧内氏は、多くの修羅場の経験を経て熟達の領域に達した。インタビューにおいて、牧内氏が職業観などを語った部分を記す。

（1）天　職

「三度の飯より顆上が好き」な牧内氏から薫陶を受けた多くの者にとって、牧内氏の印象は「ほねつぎの中のほねつぎ」である

〈［柔道整復師の］他に私、何もできないからかもしれませんけど、柔整師になってね、辞めようと思ったことは一度もないんですよ。神様が与えてくれた仕事だと思ってましたので。〉

そして仕事の喜び、そして悔しさについて、牧内氏はこう語った。「三度の飯より顆上が好き」な牧内氏の、強烈なほねつぎアイデンティティの発露の語りを記す。

〈大変な、難しい骨折や脱臼が、自分の思ったとおりに整復された時の喜び。逆に、整復されなかった時の悔しさってのは…やった人じゃなきゃわかんないと思うんだよね。特にあの、失敗した時。整復できなかった時。〉

ほねつぎの矜持を持つ、職人の価値観である。ほねつぎとしての仕事がきちんとできた時には大きな喜

びを感じ、できなかった時には悔しさと恥ずかしさを感じる。

〈結局まあ、私はこの職業しか知らないんですね。ですから、この職業のおかげで、結婚ができ、人並みに子どもを育て、教育し、衣食住もできてます。…常にこの職業に感謝しています。で、これからはですね、微力ですけど、この地域医療とこの業界に少しでも恩返しできるよう、生涯現役で続けたいと思っております。〉

愚直という、職人気質の形容が当てはまる。職業に対し謙虚な姿勢を貫き、感謝し続けることは、成功したことで忘れてしまう者もいる。

（2）師は患者なり——試行錯誤

牧内氏はよく「患者さんに教わった」と語る。牧内氏が得意とする整復法のひとつに、橈骨遠位端骨折[29]に対する一人整復法がある。これは、助手を用いずに整復する方法で、いわゆる一人親方である場合も多い接骨院の臨床において、今もなお重用されている方法である。牧内氏にコツを聞くと、技術的なことではない回答が返ってきた。

〈橈骨の遠位端骨折でね、ひとりで診察してるとき、一人整復を考えたんですね。で、この時も呼吸法を取り入れて、患者さんと話しながら、息を吐いてるときに牽引して、吸ってるとその状態で止めておくんですね。それを繰り返しやってて、短縮転位が取れたなって思う時に整復をするんですけども。［痛いのは］整復するときの、五、六秒だと思いますね、おそらく。…案外、痛みもないんですね。これもね、試行錯誤の末に経験したこと。〉

先述した妊婦の肩関節脱臼の整復時にも、呼吸法を重視して整復を行った逸話が語られた。牧内氏に限らず、熟達の領域に至った柔道整復師は、整復や後療の際に呼吸法を重視する人が多い。

〈去年、…［三つの区の］柔整師の支部で集まって、池袋でね、コーレス骨折[30]について話したんですよ。［ある整形外科医の先生が］牧内先生の整復を見せてもらったけれども［筆者注：牧内氏の技術を紹介したビデオで］、［患者と］話しながらやってる、…非常に勉強になりました、と。ということは、たとえおばあちゃんでも、「お孫さん何人？」って言えば、必ず返事しなきゃいけない。返事するときは息吐いてる時ですから、そういう会話を交わしながら、［整復の基本動作である］牽引をしていくということを、自分で考え出して…というか、これも、患者さんに教わったことなんですよね。やってみたら、結局うまく整復されたという。これもまあ、いろいろ試行錯誤したせいですね。〉

この「コツ」も、具体的な骨接ぎの技術ではないが技の一種である。さらに牧内氏は、肩関節脱臼の逸話を語ってくれた。

〈習慣性肩関節脱臼[31]で、患者さんで、もう年中やってるもんだから、［患者が］「私はコッヘル[32]でなけりゃ整復されない」って言うんですね。そんなことはあるかって思って、ヒポクラテス法[33]で試みたんだけど、何回やっても入らないんですよ。整復できず。コッヘルやったら一回で成功して。…「師は患者なり」っていう言葉があるけど、この言葉どおりでした。〉

経験を積み、自信がついてくると、患者が何かを主張したとしても「そんなはずはない」「そんなことはありえない」などと感じてしまうことがある。牧内氏はこの自惚れを戒める。

〈やっぱりわれわれは、もう、僕なんかも毎日患者さんに教わってるけども、…自分はこれはこうだと思っても、患者さんが「先生、こっちが痛い」と言うときは、たいがい、患者さんの言うとおりになってますね。ですから、師は患者なりっていう言葉は、本当、いい言葉だと思って。いつもうちの若い衆にも話したりしてるんですけれど。〉

(3) 家　族

牧内氏の歩みには、常に伴走していた家族の存在がある。これは第4章の門井氏にも共通する。

牧内氏は開業当初、実妹を助手としていた。

〈［開業してすぐの頃は］一八［歳］の妹を助手にして二人で診療してたので、本当に苦労しました。［種子島から］妹をね、だまくらかして連れてきたんですよ。ちょうど高校卒業してたから。東京行くといいもの食べて、いいおべべ着て、映画も行けるって。「お兄ちゃん、行く行く」って言うから、連れてきた。そしたらまあ、大変なことだと。苦労しましたって。（笑）〉

3で紹介したモンテギア脱臼骨折の語りにあたっても、妹氏のエピソードが語られた。

〈毎日ガーゼ取り替えるのに…出血がバッと。妹が後ろから［患肢を］持ってて貧血起こすんですよ。［身振りを交え］後ろからこうやって持たせて牽引して、普通に持つと、ガクッとこうなっちゃうから。そうするとね、血液がぽたぽた流れるからね、妹も貧血起こすんです。横っ面ひっぱたいたり…しっかり持ってろ！って。〉

「手持ち五年」の世界で、素人がモンテギア脱臼骨折の難しい手持ちをさせられ、なおかつ血なまぐさい処置の助手をさせられた挙句に横っ面をひっぱたかれるとは、ほねつぎの修行をしているわけではない妹氏にとっては、「だまくらかされた」末のとんだ顛末であっただろう。しかし若き日のほねつぎ職人は、そのようなことはお構いなしだったのである。ちなみに、この「出血」は水疱の圧潰によるものである。

牧内氏は、結婚して家庭を持った後、現在に至るまでのことも語ってくれた。

〈今までほとんど、私は、家庭を顧みないできたんです。…［実子の］三人の女の子の運動会、学芸会、一回も行ったことないんですね。それはね、自慢にならないんですよ。ただ、これからは少し、家庭も顧みていかなきゃいけないのかな、という。この歳になって反省してます。〉

牧内氏の世代には、仕事ひとすじで家庭を顧みないことが職業人としての矜持であるかのような価値観を持った男性も多い。しかし牧内氏は、それは自慢にならないという。ほねつぎの求道者である牧内氏が、多くの弟子や学生を育て、少しだけ来し方を振り返る余裕ができた時、ようやく口にした「反省」であった。

7　柔道整復師の未来

〈これはね、…講演なんか頼まれて行ったときに、同じ質問をよく受けるんですよ。〉

専門性の低下とその職域の曖昧さによる柔道整復師界の混迷については序章で述べた。牧内氏には、今後柔道整復師がとるべき針路についての問いが多数寄せられるという。

牧内氏は、柔道整復師がほねつぎとして本領を発揮するためには、具体的には、骨折・脱臼の判断にあたっての画像検査が重要であるという。

〈今日もミーティングしたんですけれども、…まず柔整師に必要なこと。…［以前と異なり］科学的検査でレントゲンがだめだと。超音波でもいいけど、［画像検査が］できると…かなり違うんじゃないかと思うんですよね。〉

先に述べたように、かつて、柔道整復師が骨折や脱臼の判断をするにあたって、単純エックス線検査が許されていた時代があった。柔道整復師による単純エックス線検査が違法[34]であるとされた現在、被曝がなく違法性を問われない超音波検査を行う柔道整復師も増加している。

樋口は、法学者の立場から柔道整復師によるエックス線照射事件を論じつつ「スポーツ等で足をくじいたり骨を折った患者の立場からすると、接骨という技術を持った人たちが、同時に、より良い診断のための道具を使えた方が便利」、「柔道整復師の教育課程に放射線の知識や技術を含めるという方法も考えられ」るとしている（樋口 二〇〇七：九二一－九二三）が、現在のところ現実的ではない。

牧内氏は、柔道整復師が、十分な経験、特に骨折・脱臼に関する経験を積まないまま接骨院を開業する傾向にも警鐘を鳴らす。

〈今の若い柔整師の先生は、経験がなくて開業するので、骨折・脱臼の患者が来ても、…転院させてしまう。せめて固定だけでもして［医師に］紹介してほしいんだけど、それすらできないと。…せっかく国が与えてくれた［骨折や脱臼を治療してもよい免許を持っているのに］治療ができない。これはですね…そういうことをしていると、この職業は残りきれない、残れないいんじゃないか。〉

ほねつぎが骨を接がなくなったら、ほねつぎという職業の存在価値は消滅する。整復をしない・できないのであれば、固定だけでもして患者を保護するのが柔道整復師の責務であるが、それもままならない現状がある。牧内氏は、柔道整復師が、その本分である高度な判断力と技術を以てあたるべき高リスクな外傷、つまり骨折や脱臼など急性に生じた怪我の治療ではなく、骨折や脱臼などの治療と比較した場合に低リスク、かつ健康保険の適用範囲の「拡大解釈[35]」により安価で提供できる慰安的施術に流れている現状を嘆く。その結果、「治療」の職業である柔道整復師が、「慰安」を目的とする一部のマッサージ師（正式にはあん摩マッサージ指圧師）と混同されている。これはマッサージ業界からしても歓迎されることではない。

〈ところが今、なんか聞いてみると、ほとんど慰安的な…結局痛いところのない人［が健康保険を使って接骨院を受診している］。［近所の接骨院の方向を指して］そこなんか、呼び込みをやってるんです。今日はただでいいから、明日来るときは保険証を持ってきてくださいって。〉

〈痛みがなくて、それこそ柔整師のところで治療［と称した慰安的施術］をしてるのは、僕は違反行為だと思う。マッサージに行くと三〇〇〇円かかるけど、牧内さんとこ行くと二〇〇円、三〇〇円で

できるって。それで来るっていう人は、僕は断る。はっきり。〉

〈いちばん怖いのは、行政より国民の声だと思うんですよ。行政ってのは、ダメだって言っても交渉して何とかなるけども、この職業はいらないって…国民からの声が上がったらこれは大変なことだと思うんですね。［現代では］柔整師ってのは、ただマッサージ師だと思われてるのがほとんどですから。…柔整師において最も重要な治療する［べき］疾患。…骨折・脱臼をはじめとして、外傷を治すというのが大前提です、と。〉

現在、「ほねつぎ」を貫いた牧内氏の本領は、骨折・脱臼だけでなく「痛みを取る」ことすべてに向けられている。

〈牧内先生、これから柔道整復師はどういう患者…どういう治療をしていけばいいですかって、もう、［講演などに行くと］必ず聞かれるんですね。で、私はそのとき次のようなことを話してます。現在、われわれの施術所にですね、外傷［の患者が］が非常に少ない。それで、亜急性[36]の患者が多く来院してます。［怪我の原因が急性でも亜急性でも］患者様は、すべて痛みを抱えている。痛みを取り除いてほしいと言って来院しています。そのような患者様には、やっぱり治療してあげるべきだと思います。〉

〈最近は…外傷は非常に少なくて…私のところも［今は］少ないんですけども、…ただ、柔道整復師のところに来院する患者はね、九九・九％ね、痛みを持っている人だと僕は思うんです。だから、そういう痛みを持ってる人が来院したら、やっぱりその痛みに対して治療してあげるのが、これからの柔整師の道じゃないかと思うんだ。〉

これは、長い間、牧内氏の丈夫で大きな身体を支えてきた膝関節などに生じた退行性変性[37]も関与しているようである。

〈結局まあ、…いつも僕が話すのは、例えば変形性の…僕［の膝関節］みたいに［変形した］関節があって。今も、私も、家からここまで杖ついて来てるんですけど、道路が真っ平な所は痛くないんですよ。ところが、東京の道路ってのは水が流れるように、こういうふう［斜め］になってるから、そこを歩くと必ず痛いんですよ。ですから、変形性の関節症でも、関節に…外力が加わると痛くなる。〉

柔道整復師は、日々刻々と変化する患部を丁寧に観察し、それに合わせたきめ細やかな施術を行い、国民の信頼を得てきた。牧内氏もそのような考えを持つ柔道整復師である。

〈私はね、一週間にいっぺんとか一〇日にいっぺん来る人にはちゃんと治療に通いなさいという思いが」ものすごく顔に出るんですよ。で、人間っていうのは痛かったら必ず［治療に］来るはずだと思うんだけど。来ないっていうのは［痛くないんじゃないのか］。…そしたらね、院長、それは仕事で来れない人もあるんだから、一週間にいっぺんでもね、来たっていうのは患者として喜んでやってくれって、なに、弟子に教わった。（笑）〉

骨折や脱臼などの大きな怪我で、本当に治したいと思っているのであれば、患者は毎日来るはずである、必要ならば往診もする。牧内氏の治療に対する本気の姿勢は、時に患者と喧嘩腰の議論となったこともあった。そのような「ほねつぎ」を貫いてきた牧内氏も、晩年は「まるくなった」。

〈私もようやくこの歳になって、人間が少し柔らかくなってきたんだけれど。それこそ患者さんがね、いやー、院長は優しくなったね、なんて言ってくれるよ。今いる連中が、…院長そんなに厳しかったですかって聞くんだって、患者に。［すると昔を知る患者は、］もう目はつり上がってるし、後ろから弟子には蹴り入れて歩いてたって。（笑）〉

修行、修羅場、恩師、弟子、家族。様々な逸話から、ほねつぎという仕事に誇りを持ち、妥協なく本気で向き合ったほねつぎの軌跡を垣間見た。

8　牧内與吉というほねつぎ

牧内氏は「ほねつぎ」の代名詞のような人物であった。自衛隊の医務室に配属されたことで医学に興味を持ち、誠実な人柄が縁を呼び、柔道整復師という仕事と出会い、そして金井氏と栗原氏と出会い、謙虚にほねつぎとしての技を磨いた。その技は多くの修羅場を経て熟達へと至った。

やがて、その技と人に、柔道整復師を志す多くの者たちが集まり、教えを仰ぐようになった。牧内氏の仕事の正確さや妥協を許さない姿勢は、多くの弟子たちをいわば背中で育てた。牧内氏が弟子の育成を「ほねつぎの樽に漬ける」と形容したように、特に住み込みで育った弟子たちは、牧内氏の背中を見て一人前に育っていった。現在は、他の接骨院と同じように、牧内整骨院においても骨折や脱臼など骨接ぎを必要とする患者はだいぶ減少したという。しかし患者の痛みを取ることに妥協しないその背中は、生涯を通じ、弟子たちに「ほねつぎ職人であれ」と語り続けた。

牧内氏は、柔道整復師養成校の教員としても多くの学生を指導した。柔道整復師の職域が曖昧となっている現状において、「柔道整復師はほねつぎである」と伝え続けた牧内氏に、ほねつぎとしてのアイデンティティを叩き込まれた学生も多い。柔道整復師の象徴で「商売道具」である包帯を大切に扱うこと、そしてとにかく練習を重ねることも、牧内氏が弟子に対してだけでなく教壇からも伝え続けたことである。

また、牧内氏の歩みにおける独自にして重要な点は、牧内氏がその豊かな臨床を経験のみに基づいて展開していたのではないということである。柔道整復や鍼灸など、いわゆる伝統医療の世界には「三た研究」という言葉がある。例えば症例に関して、ある治療法を「やった、効いた、治った」という事実のみによって捉え、そこに理論的背景が付加されない「研究」を揶揄して表現したものである。現在ではかなり改善されたが、かつての柔道整復師の研究は、このレベルで頭打ちになっていることが多かった。研究を離れた現場でも、多くの柔道整復師は、「理由はよくわからないが効果がある」という治療を展開するのみで、そこから先を追究しようとしない場合が多い。牧内氏は、それをよしとせず、臨床に立ち続ける一方で研究する柔道整復師としての姿勢を弟子に示した。一門から、学術的に指導的な立場にある者も複数名輩出している。柔道整復師界は「術から学へ」をスローガンとして模索してきた。述べてきたように牧内氏は豊富な臨床を経験している。取材時に語られることはなかったが、牧内氏は自らの豊富な臨床経験と研究から得た成果を、自身が主宰する牧内整骨医学研究会で発信し続けた。さらに牧内氏は、柔道整復師界で初めて発足した学術団体である日本柔道整復接骨医学会の初代会長を務め、柔道整復師が研究を行うための基盤を整備した。

　牧内氏の語る「戦争物語」には、壮絶ではあるがどこか人情話を思わせるユーモアがあった。語られる内容や語り口から、牧内氏が、患部ではなく患者を診ていたのだと気づかされた。牧内氏の葬儀には、弟子たちだけでなく多くの患者が訪れ、感謝と惜別の念を口にしていた。

　今後、牧内氏に匹敵するほねつぎは出現しないだろう。このほねつぎの巨人が、ほねつぎの仕事そのものに謙虚と感謝を貫き続けたことは、その技と功績と並んで語り継がれるべきことである。

（1）〔http://blogs.yahoo.co.jp/tokiwa1930/59367705.html〕二〇一九年六月一七日取得。

（2）金井良太郎氏は、東京柔道整復専門学校の校長を一九五三（昭和二八）年から一九六九（昭和四四）年まで務めている。

（3）第2章でもふれたが、当時、柔道整復師で診療エックス線技師（現在は診療放射線技師に一本化）資格を所持していた者は、単純エックス線写真（いわゆるレントゲン写真）を撮影し病態の判断に役立てていた。一九七〇（昭和四五）年、参議院社会労働委員会による「柔道整復師法に関する附帯決議」では、「1．将来柔道整復師は、その施術にあたり脱臼及び骨折の患部にエックス線照射をするには、診療エックス線技師の資格を取得し、診療放射線技師及び診療エックス線技師法に基づいて行わなければならない。2．柔道整復師の技術研修の充実に関しては、一層の強化を図ること。柔道整復師は法的にエックス線を取り扱うことはできない。しかし医療の一端を担う者として、ここで重要なことは、いかにエックス線などを用いずに的確な判断を下せるかである」とされた。

（4）第5章でふれるが、オーアは、機械修理の技術者の研究から、修理に決定的に必要な事項は同僚たちの間で交わされる逸話 anecdotes の中に含まれるとした。anecdotes は「武勇伝」という邦訳がなされることもあるが、佐伯胖は「戦争物語」と訳している。「武勇伝」と訳した場合、失敗、つまり「負け戦」のイメージが付与されにくい。失敗談も含めての anecdotes なのであり、筆者は、「戦争物語」の訳がより適切であると考えている。さらに筆者は、「戦争物語」ではなく、「いくさばなし」はどうかと考えているが……。

（5）野中郁次郎は「どうすれば実践知を育成することができるのか」という問いに対し、「ひとつは「修羅場」を経験することです。〝Extreme Experience〟、そのような経験が人間の実践知を豊かにしてくれるのです。いわば可能性の限界に挑戦するという極限体験です」と答えている。さらに「優れた手本と共体験することも大変重要です。そこでは成功だけでなく失敗も学ぶ。とりわけ失敗の経験というのは〝Just Right〟の判断に不可欠ですから。そういう意味でも実践知育成の基本は徒弟制度と言えるでしょう」と述べている（二〇一二年一月一九日講演録）。〔http://www.globis.jp/1917〕二〇一四年八月一七日取得。

(6) 第1章で述べたように、骨折の治療法は手術に依らない保存（非観血）療法と手術（観血）療法に大別される。他書と比較し、保存療法を重視して編集されている整形外科学書に『神中整形外科学』があるが、上腕骨外顆骨折に関して、「大きな転位（二～三ミリ以上）例や定型的回転転位例に対しては、観血的整復固定術を可及的早期に選択すべきと思われる」と記載されている。

(7) 神中正一は『神中整形外科学　第一版』において、「いつまでも骨性癒合が起こらず、局所に異常可動性が証明され、骨折部にいったん惹起された組織の反応機転はすべて鎮静に帰し、両骨片は結合織にて隔離せられ、骨折端がすべて離れて萎縮して細くなっているものもある。かかるものを偽関節 pseudoarthrosis という」と定義した。この定義は現在も変わっていない（神中　一九四〇）。

(8) セカンドオピニオン second opinion：第二の意見。特に、医師の診断や治療法が適切かどうかを判断するために、患者やその家族が求める別の医師による意見（『大辞林』）。

(9) 外反肘と尺骨神経麻痺：外反肘は健側肘の生理的外反（五度～一五度）より五度以上外反位にある病的な変形である。これが起こると、肘の内側を走行する尺骨神経が引き伸ばされ、麻痺を生じる。骨の成長に伴い数年から数十年かけて徐々に発生するため遅発性となることが多い。

(10) 骨形成不全症：コラーゲンの合成・分泌に関与する遺伝子異常により、骨・歯・強膜などの中胚葉性組織に異常をきたす。骨脆弱性がみられるため、骨折を起こしやすい。

(11) 医療事故後のスタッフのケア等に関して、コンフリクト・マネジメントという概念が台頭してきている（北岡二〇〇五：三一－四〇）。

(12) モンテギア骨折の分類としてBado分類がある。四型は前腕両骨骨折型であり、尺骨だけでなく橈骨も骨折している重症型である。

(13) 草月流のホームページによると、草月流のいけばなは、「初代家元・勅使河原蒼風が形式主体のいけばなに疑問を持ち、「個性」を尊重した自由な表現を求めた」ことが端緒で、具体的には、対称性を重視しない、均等配置をしないなどの特徴がみられるという。〈http://www.sogetsu.or.jp〉二〇一四年八月一八日取得。

（14）下腿は急性コンパートメント症候群の好発部位である。下腿における急性コンパートメント症候群は、脛骨骨折に際し最も起こりやすい。コンパートメント症候群とは、筋膜や骨で囲まれた区画（コンパートメント）が内圧の上昇により循環障害を起こした状態である。急性型の場合は、後遺症として著しい運動機能の消失と変形を残す。

（15）ケアリング：人が人をケアする時、個人としての患者に人間的関心と尊重の念を抱く姿勢や態度を包括して捉えた概念。ケアリングの要素として、ノディングスNoddingsは、「ふさわしい能力」と「応答する責任」を挙げている。第5章参照。

（16）斜頸、先天性内反足、先天性股関節脱臼。

（17）『神中整形外科学　改訂二二版』には、実に二五ページを割いて記載されている。

（18）リーメンビューゲル装具：Pavlicにより考案された装具で、胸部から伸びるあぶみを紐で作ったものである。胸部から下腿および足部までの距離を制限することにより、股関節の伸展のみを制限する。股関節を強く屈曲すると骨頭は寛骨臼の後方へ移動し、さらに開排が加わることにより骨頭が前方に移動することにより整復される。装具を装着して整復されるまでに要する日数は通常一～三日程度。この時期、患児は患肢をあまり動かさなくなる。整復されると股関節の開排が明らかに改善される。

（19）関節強直：関節を構成する骨、軟骨どうしが癒着して高度の関節運動障害をきたすもの。関節周囲の軟部組織（靭帯、筋、腱、皮膚など）を原因とする関節拘縮とは区別されるが、会話の内容から、強直ではなく拘縮だった可能性も否定できない。

（20）跛行：下肢の損傷などに伴い、足を引きずって歩くこと。

（21）先天性股関節脱臼の跛行：歩行時、脱臼側が起立肢となり体重がかかると、その側の骨盤は沈下し、上体を脱臼側に傾ける。両側脱臼の場合は、上体を左右に振り、一歩ごとに起立肢側の骨盤が沈下するため、振り子歩行などと形容される。また、両側例では、骨盤が強く前傾することが多く、代償的に腰椎は強い前弯位をとり殿部が後方に突き出た状態となり、アヒル歩行 waddling gait と呼ばれる。

(22) 癒着 adhesion：本来近接して存在するが遊離している臓器間もしくは組織間に、様々な原因により、連続性が生ずる状態をいう。炎症に伴うフィブリンを含む滲出液が器質化して生ずることが多い。創傷治療を補足する反面、開腹術後などでは癒着により腸閉塞をきたし問題を生ずることも多い。

(23) 全国柔道整復学校協会編の『柔道整復学・理論編　改訂第五版』には「脱臼整復は古くからそれぞれの部位によって、種々の方法があるが、整復位を得るための一般原則として、筋の弛緩が得られることがもっとも重要である（整復手技はもとより整復前の環境作りが重要）」と明記されている（全国柔道整復学校協会編　二〇〇九：九四－九五）。

(24) 日本理学療法士協会ホームページより〔http://www.japanpt.or.jp〕二〇一四年八月一九日取得。なお、二〇一五年にホームページがリニューアルされ、二〇一九年現在、このURLから当該情報にアクセスすることはできない。現在のホームページでは、一九七〇年の会員数が一一〇〇人余であったことが示されている。

(25) 柔道整復師養成校は二〇一九年現在、三年制および四年制専門学校、三年制専攻科、三年制短期大学、四年制大学が開設されている。養成の主流は三年制専門学校である。序章注（7）参照。

(26) 認定実技審査：公益財団法人柔道整復研修試験財団が柔道整復師養成施設（養成校）の学生に対して行う実技審査。柔道整復実技（整復・固定）と柔道実技の二種がある。かつて、都道府県知事による免許試験が行われていた時代は、筆記試験の他に実技試験が行われていた。一九八八（昭和六三）年の柔道整復師法改正により、柔道整復師試験は国家試験となり、実技試験が廃止された。これにより、養成校の教育水準の維持向上とその充実を図るために、各養成校の長は、柔道整復実技および柔道実技について財団が派遣する認定実技審査員の審査を受け、卒業の判定の資料とすることとなり、この制度が発足した。

(27) 第2章でも述べたように、華岡青洲の私塾「春林軒」などが有名である。華岡青洲は麻酔薬「通仙散」で名高いが、接骨術でも多くの功績を残している（中川　一九九五：二一九－二二〇）。

(28) 地歌・生田流箏曲：地歌は三味線を弾きながら歌う伝統芸能。箏曲は箏を用いる音楽で、生田流と山田流に大別される。家元は「富山清琴」を名乗り、現在二代目。

初代・富山清琴：一九一六（大正二）生〜二〇〇八（平成二〇）年没。人間国宝。

(29) 橈骨遠位端骨折：前腕を構成する橈骨、尺骨の二骨のうち、母指側に位置する橈骨における手関節に近い部分で生じる、いわゆる手首の骨折。転倒して手掌を衝いた際に、老若男女問わず発生する頻度の高い骨折である。

(30) コーレス骨折：橈骨遠位端伸展型骨折。遠位骨片が背側転位し、外見はフォーク状変形と呼ばれる典型的変形をきたすことが多い。アブラハム・コーレス Abraham Colles が疾患概念をまとめ、コーレス骨折の名がある。

(31) 習慣性脱臼：明らかな外傷の既往がなく、骨、軟骨の低成長、過剰な関節の弛緩などの素因がある患者に、軽微な外力や不随意的な筋収縮などによって発生する脱臼。

(32) コッヘル Kocher 法：肩関節前方脱臼の整復法の一。肩関節脱臼の整復は「てこ」の原理を用いる槓杆法と、患肢を徐々に牽引する牽引法に大別されるが、コッヘル法は代表的な槓杆法である。他の整復法に比べ、未熟な者が整復した場合の副損傷が多く、熟練を要す技術であるが、熟達者が行うと瞬時にほとんど疼痛を感じることなく整復される。

(33) ヒポクラテス Hippocrates 法：肩関節前方脱臼の整復法の一。患側の腋窩に術者の足部をさし入れて行う、代表的な牽引法である。

(34)「柔道整復師のX線照射事件」は、『医事法判例百選』にも所収されている（斎藤 二〇〇六：一六－一七）。

(35) 健康保険の適用範囲の「拡大解釈」：柔道整復師の職務は、具体的には、骨折、脱臼、打撲、捻挫、挫傷、筋腱など軟部組織の損傷に対する施術であり、これらに対する治療（施術）に対しては健康保険が適用される。この健康保険の適用範囲を「拡大解釈」、つまり怪我ではないものを怪我だとして保険請求する柔道整復師が後を絶たない。

(36) 亜急性：「急性に準ずる」の意。つまり、一回の外力で瞬間的に発生する外傷を急性の外傷とすると、亜急性の外傷は、一回の外力では損傷を起こしえないが、その外力が反復・継続され外傷が発生する、例えば疲労骨折やスポーツ障害のような状態を指す。この用語は柔道整復業界で頻繁に用いられていたが、二〇一八（平成三〇）年五月、厚生労働省から「柔道整復師の施術に係る療養費の算定基準の実施上の留意事項等について（通知）」の一部改正が公表された。その際、柔道整復師の施術に係る療養費の支給対象となる怪我に関する説明から、「急性」、「亜急性」という文言が削除された。これは、柔道整復師の用いる「亜急性」の定義が医学的根拠に乏しく不安定で、不正請求の根拠になっているとの指摘がなされ続けたからである。本書では、「亜急性」に関する牧内氏の語りを、口述されたまま掲載した。

（37）　退行性変性：加齢に伴う身体の変化。いわゆる老化現象である。運動器では変形性膝関節症、変形性脊椎症などが多い。

第4章　ほねつぎは武器を持たない武士
——門井伸夫氏

本章では門井伸夫氏の歩みを、門井氏をめぐる人々の語りから辿っていく。門井氏は、門井整骨院院長として四〇年間地域医療に貢献し、二〇一一（平成二三）年、七六歳でほねつぎに捧げた生涯を閉じた。そこで、門井冨江氏（門井氏夫人）、門井八郎氏（門井氏長男）、栗原宏介氏（門井氏恩師）、栗原紀久子氏（栗原氏夫人）、知花誠氏（門井氏門弟）の協力を仰いだ。本章は、長い時間、非常に近い位置で門井氏とともに過ごした人々の語りにより構成されている。複数の人物による語りを引用するため、引用の前には名前を付記した。

1　修行時代

（1）熊谷の野球少年、柔道を志す

門井氏は一九三五（昭和一〇）年三月七日、埼玉県熊谷市で出生した。五男二女の七人きょうだいの五番目の五男であった。父親は東京電力の前身である電力会社の社員で、熊谷変電所に勤務しており、後に所長も務めた。

熊谷は一九四五（昭和二〇）年八月一五日、のちに終戦記念日となるこの日の未明に「最後の空襲」を受けた都市でもある。幼かった門井氏は、この日の惨事を目の当たりにしている。「人の焼ける匂い、腐る匂いを忘れられない」と語っていたという。

冨江夫人〈熊谷生まれで、［育ちも］熊谷で。で、子どもが多かったんで、父親も転勤希望を出さなかったんですって。学校が変わるのがかわいそうだって言って。〉

冨江夫人〈小学校、中学校、野球部で。小学校って言っても戦争が終わって間もなくだったらしいんですけど、ひとりの先生がチームを作ってくれたらしいんですよね。〉

少年時代は野球に没頭した。投手と三塁手を務める四番打者だった。しかし、きょうだいが多く貧しい家庭では、野球の道具を揃えるのもたいへんで、グローブを調達するのがやっと、裸足で練習するのが当たり前だったという。

冨江夫人〈…靴だとか、試合の時のグローブだとか、いろいろありますよね。…裕福な鶏肉屋さんの息子から借りてたらしいんですね。スパイクだとか。で、キャプテンがそういうのをわかってて。［門井氏が］今日試合だってわかってるけど、靴だとかがないから帰っちゃおうかな、と思ってると、［キャプテンが］ちゃんとわかってて、待ち伏せして、「道具は借りてある」って言って。大変だったらしいですよ。本当に。〉

「エースで四番」だった門井少年は、野球だけではなく、小学校高学年で地域の学校代表者会に出席するなど、文武両道の少年時代を過ごした。

冨江夫人〈中学校もね、決められた区域のじゃないところに行ったんですよね。それは小学校の時に仲の良かった友達のほとんどが、遠い荒川中学ってところへ行っちゃうんで、自分もついてっちゃったんですって。昔っていい加減ですよね。…それで入学式の日に「名前呼ばれない人」って言われたんで「ハイ」って手挙げたんですって。…そしたらね、担任だった先生がいちばん上だった兄さん同級生だったんですって。で、じゃあ私のクラスに入ってくださいって（笑）。そしたらおばあちゃん［筆者注：門井氏の母］がね、あんな遠い中学校に行ったら下駄が減っちゃうじゃないかって言っててね。それで下駄持って裸足で行ってたみたいですよ。高校に入るときも制服が入学式の朝にできあがってきたって。経済的に大変で。ペラペラだったってよく言ってました（笑）。でもそういうのが土台になってるのかもしれないですよね。〉

中学卒業後は、当時の埼玉県下では浦和高校に続き二番目の進学校であった名門男子校である熊谷高校、通称・熊高《くまこう》に進学する。熊谷高校は、門井氏の住まいであった変電所内に併設された社宅の真ん前にあった。自宅からチャイムが聴こえ、予鈴が鳴った後自宅を出ても間に合うような距離だったという。

また、当時の熊谷高校は、強豪野球部を擁することでも知られていたが、門井氏は野球部には入部しなかった。

冨江夫人〈成績は中学校の頃、良かったらしいんですね。で、いちばん上の兄さんがやはり熊高出身なんですけど。大学に行きたいんだったら野球なんかやってたら大学には入れないって言ったんで、そこで野球はあきらめた。そのくらい大学に入りたかったみたいなんですよね。〉

門井氏は、熊谷高校に野球ではなく大学進学を目標として入学した。門井氏は、七歳年上で、気象大学校の前身である中央気象台附属気象技術官養成所に進学し、その後父と同じ電力会社の技術者として高い評価を得ていたという長兄のアドバイスに従い、野球部の厳しい練習と勉学の両立は難しいと判断したようである。熊谷高校では、野球部よりは時間的制約の少ない柔道部に入部した。

冨江夫人〈…［少年時代の］チームで［一緒に野球を］やってた人が…熊高が、昭和二十何年か、甲子園出たときがあったんですよ。その時のメンバーだったって言ってましたけど。だから、自分ももしか［野球を］続けてたら、そこに出られたかもしれないんだけど［と言っていた］。で、高校に

なってから、柔道に切り替えたんですね。けっこう運動神経がいいから、［柔道でも］いい線をいけたらしいですけど。〉

熊谷高校野球部は、一九四九（昭和二四）年、一九五一（昭和二六）年、一九八二（昭和五七）年の計三回夏の甲子園大会に出場しており、一九五一年大会では準優勝している。一九四九年、門井少年は熊谷の中学生であり、熊高野球部はあこがれであっただろう。一九五一年の準優勝時には、門井氏は熊谷高校の在校生であった。

門井氏が柔道部に入った理由について、冨江夫人は、冨江夫人の同級生でもあった門井氏の妹氏に尋ねたがはっきりしたことはわからなかったという。

冨江夫人〈推測ですけど、［柔道の］授業か何かがあっておもしろかったのか…柔道部の先生から…運動神経がいいなって引き抜かれたのか…。妹もわからないって言うんです。〉

この、野球から柔道と勉強への転向が、のちに「柔道整復師・門井伸夫」が誕生する伏線となる。しかしその後、長らく熊谷勤務であった父が川越への転勤を命じられた。門井氏は、両親とともに川越に転居することはせず、次兄宅に身を寄せることとなった。当時、門井氏の次兄も、父親と長兄と同じく東京電力に勤務し、桶川の社宅に住んでいた。桶川は川越よりも熊谷への通学に便利であったため、門井氏は次兄宅から通学することとなった。予鈴が鳴ってから家を出ても間に合うような通学から、電車通学への変化は大変であっただろう。さらに親元を離れたことで、炊事や風呂焚きなどの仕事もこなさなければならず、そのような生活環境の変化は、次兄との折り合いの悪さや勉学の支障となって門井氏を苦しめた。

(2) 受験失敗、そしてほねつぎの道へ

高校三年生の時、門井氏にさらなる転機が訪れる。大学合格のために一心に勉学に励んできた門井氏であったが、志望した大学の理工学部に合格することができなかった。なぜ志望校からランクを落とした大学を受験しなかったのか、さらに、古典の暗唱にすぐれるなど、理系より文系科目が得意だったという門井氏がなぜ理系学部を志望したのか、はっきりしない。

冨江夫人〈…たぶん親と兄さん二人が東京電力だったんで、電気屋になるっていうつもりだったのか…それで理工科を受けたんじゃないかと思うんですけど。〉

大学受験に失敗し、失意のうちに熊谷高校を卒業した後、門井氏はアルバイトを転々とする。実家の経済状況では、浪人生活をすることはままならなかった。まず、次兄夫人の実家である埼玉県行田市の農家に田植えの手伝いに赴いた。この時のことを振り返り、門井氏は「今まで経験した仕事の中で、最も肉体的にきつかった。しかし、行田の親戚は、仕事があまりできなかった自分に対しても親切に接してくれ、おなかいっぱいご飯を食べさせてくれて、一日として嫌な感じは受けなかった」と述懐していたという。田植えの時期が終わり、川越に戻った門井氏が次に取り組んだ仕事は「炭屋」の仕事であった。長い前掛

けをしてリヤカーを引き、得意先に炭の配達と集金をして回る。実家近所での仕事では父親に遭遇してしまうこともあった。その時、父親に顔を背けられたことがつらかったという。この他、警察官の家に配達に行き、誤って先に領収書を渡してしまい代金を踏み倒されたこと（警察官なのに！と怒っていたという）、客として行った時には自分のことを「所長さんの坊っちゃん」と呼ぶ菓子屋に、夕方、裏口から集金に行ったところ塩を撒かれたこと（後にこの人物は患者として門井氏の前に現れたという）など、一八歳だった門井氏が、人間の様々な面を見せつけられたのがこの炭屋の仕事であった。門井氏はこの炭屋での経験が、人を見る目を養うのに大いに役立ったとも話していたという。その後、年が明け暖かくなり炭屋が暇になった頃、このアルバイトも辞めた。この時期、次の仕事として質屋の話を持ってきた人物がいたというが、質屋の仕事に就くことはなかった。

冨江夫人〈…最終的には東洋ゴムっていう会社に就職して。で、〔仕事をしながら〕柔道をやりたかったんですね。で、石井接骨院〔の院長である石井豊次郎《とよじろう》氏が師範を務める〕、石井道場っていうところに、〔東洋ゴムに〕勤めながら通ってたんですよ。…そしたら石井先生が、ほねつぎにならないかって。誘いがあって。すぐ返事しなかったら、家まで来て、ぜひ、うちに勤めてくれって。親にも、私が責任を持つから預からせてくれ、と。そこで、この道に入ったんですね。〉

門井氏一九歳の時である。冨江夫人は、父親が川越に転勤となり、受験に失敗し、柔道整復師という仕事に出会うまでのこの時期が、門井氏の人生の中で、失意のどん底の最もつらい時期だったのではないかと振り返る。この頃門井氏は、近所に住む親しい人物が市内の易断所に行くというので一緒に行き、自分もみてもらったところ、「今のあなたは枯れ枝にカラスが一羽とまって鳴いているのと同じです」と言われたことがあったという。

冨江夫人は、名門の熊谷高校の出身でありながら大学に入学できなかったという無念さが、門井氏の中に長い間劣等感として残っていたのではないかと述べる。幼少の頃から友人に恵まれ、小、中学校では野球でも勉強でも花形、高校時代も優秀な友人に囲まれていた門井氏にとって、大学受験の失敗は大きな挫折であった。特に熊谷高校の仲の良い友人たちは、後に一流企業の役職者、医師、プロ野球選手、建築家、芸術家等となるそうそうたるメンバー揃いだった。門井氏は五〇歳を過ぎてから熊谷高校の親友と再び交流するようになったという。年一回浅草で行われる同学年有志の会「青熊会」に参加するのを、毎回楽しみにしていた。亡くなる直近の二回は、体力的に厳しい状況であったため、冨江夫人が電車ではなく自動車に乗せ会場まで連れて行ったという。

以下、冨江夫人の手記から引く。

……「俺は何事にも、人の二倍努力すれば竹馬の友と肩を並べることができるのではないかという思いで今までやってきた」と言っていたのを思い出しました。今にして思えば、まさにこの強い意志が門井伸夫の一生を通しての全ての原動力の源だったのではないかと思われます。八郎［筆者注：門井氏長男］も学生の頃、折にふれ「お父さんは人の二倍の努力で今までやってきたんだ」と叱咤激励されたと言っており、［門井氏の］妹も夫［門井氏］が十二指腸潰瘍手術で入院した病院で「二倍の努力」

の話を聴いたとのことです。さらに、苦しいとか辛いとか口に出さないだけでなく、我慢のレベルも人並み外れた非常に高いものだったのではないかと思われる事柄も思い出され……

大学受験に失敗したという事実は、門井氏の「二倍の努力」という信念と「人並み外れた我慢強さ」を育んだ。この信念と我慢強さは、門井氏の生涯を通底する原動力となった。

また、門井氏が大学に対して強いあこがれを持っていたことがわかる例として、このようなことがあったという。一九八五（昭和六〇）年、テレビ放送を用いた通信制大学である放送大学が学生募集を開始したが、門井氏はその初年度の科目履修生となり、仕事をしながら熱心にレポートを書いていたという。また、一人息子である八郎氏の大学の入学式には、ずいぶん前から「何があっても出席する」と意気込んでおり、実際に出席したという。さらに、八郎氏の大学における恩師である宗教人類学者・中沢新一氏の講演のテープを自動車の中で繰り返し聴いたりしていた。冨江夫人は「八郎と一緒に大学に行ってる感じだったのかな」と述懐する。

（3）不本意な?・ほねつぎ修行——石井接骨院での日々

さて、門井氏は石井道場に併設された石井接骨院で修行を始めた。接骨の修行だけでなく、思う存分柔道ができるという環境は、失意のどん底にいた門井氏にとっては希望だったのかもしれない。しかし門井氏に、またしても不本意な状況が訪れる。そしてこの不本意な状況が、ほねつぎとしての門井氏の基礎を築くことになる。

冨江夫人〈柔道をやりたくて勤めたのに、柔道もやらせてくれるって言ったのに、勤めてみたら、石井道場に…木村司《つかさ》先生という［柔道家がいた］。…［石井道場は］川越なんですけど、その先生、すごい柔道、強かったらしいんです。あの、猪熊[1]でしたっけ。まだ若くて、大学生かなんかの頃、関東大会で対戦して…その人を負かして木村先生が優勝した。一町道場から優勝者が出たと当時は大騒ぎだったとのことで…だから、その木村先生が師範代ですから、全然ね、…行かなくてもいいわけですよ。柔道の道場の方にはね。で、ずっと［接骨院の］仕事をやらされてね。〉

門井氏は、それならば仕事を終えた夜だけでも道場に行き、柔道の稽古をしたいと思ったらしい。しかしそれも叶わなかった。

冨江夫人〈一生懸命仕事を終わらせて、夜、柔道をやろうと思うと、近所のお米屋さんとかが［治療に来る］。もう、昔はぬかだらけになったらしいんですよ、精米やると。で、全部ぬかを落とすためにお風呂入って、おまけに一杯やって、それで治療に来るんですって。そうするとね、近所の人だから断れないから、［治療を］やってるとかなり遅くなっちゃって。柔道もできなかったって。よくそれは言ってましたね。…それである時、木村先生の家に行った時、木村先生の奥さんが、あそこ［接骨院］で仕事をやっていたら、門井先生は仕事の方では立派になるわよって言ってくれたみたいですけど。本当にね、柔道できなかった。〉

約束が違うと文句のひとつでも言って接骨院を辞めることもできたのかもしれない。しかし、受験に失敗しその後のアルバイトで多くのつらい経験を経た門井氏には、ようやく得た自分を賭けるに値する環境であったのだろう。さらに、石井道場の道場主は一筋縄ではいかない人物であった。

冨江夫人〈石井先生がけっこう、進歩的な先生だったんですね。…元々はね、警察官で、川越の暴力団狩りの警察官として配置され転勤してきた方なんですよ。ですからね、すごい方らしいですよ。グッとしててね。…［警察なのか、その筋の人なのか］どっちかわかんないっていう。で、その先生が家に来てね、ほねつぎになれだとか、柔道もやらせてやるとかって言われると、なんか言うこと聞いちゃうって感じなのかもわかりませんよね。（笑）〉

もっと柔道の稽古をしたかった門井氏であるが、元来の運動神経のよさもあり、約五年の間に二段から四段に昇段している。石井氏の没後、石井道場は閉鎖されていたが、石井氏の一番弟子の荻野政夫氏が志を引き継ぎ「士道館荻野道場」を興した。門井氏は晩年、七〇歳を過ぎてから、荻野道場から推薦され五段に昇段している。

門井氏の石井接骨院での修行時代は知る人が少ない。以降、門井氏が生前話していたということを、冨江夫人のメモを参考に記す。

門井氏は石井接骨院の修行時代には、診療の他、診療室の掃除、庭掃除、薪割り、煙突掃除等々、とにかく掃除に明け暮れたという。庭掃除のとき、たまに同僚や近所の人とキャッチボールをするのが楽しみだった。また、当時は薪の風呂であったため、患者がいない時は夏も冬も毎日、裸足で煙突掃除を行った。若くて体力のあった門井氏も、熱くてつらい思いをしたようである。また、当時の南極地域観測隊の隊長の姓が「マキ」であったため、門井氏が薪割りをする時は「マキ隊長」と呼ばれていたという。これらの他、雑用は保険請求事務もこなした。

門井氏は接骨院での修行と並行して、柔道整復師の資格取得のために東京柔道整復専門学校に通学していた。学校へは、同じく石井氏のもとで修行していた同僚と二人で通学していた。しかしある日、石井氏が「二人同時に学校に行くことはない」と言い出したため、門井氏と同僚は、一日おきに交代で通学していたという。現在とは異なり、出席日数には厳しい時代ではなかったが、二人とも資格試験に合格した後、不合格だった同級生から苦情が出て問題になったという。

診療においては、日中の接骨院での業務のほか、当直や往診を行った。往診時、初診には院長の石井氏と門井氏の二人で出向き、翌日からは単独での往診を任されたという。当時、川越市の石井接骨院の近隣には農家が多く、往診は早朝に出向くことが多かったという。門井氏は五時半や六時という早朝の時間帯に、朝食抜きでバイクに乗り往診に向かった。そこでひと仕事済ませ、接骨院に戻り、そこから接骨院での一日が始まった。昼食は自転車で五分ほどの場所にあった自宅で済ませ、またすぐに接骨院に戻るという日々だった。土手の上をバイクで走っていて、居眠りのせいかバイクごと川に落ちたことが二回ほどあったという。

休日は一か月に一日のみ。その貴重な休日に、門井氏は、当時の後楽園球場でプロ野球を観戦したり

（門井氏は大の巨人ファン）、映画館に行ったりした。給料は月額四〇〇〇円程度で、全額を実家に納め、必要な時に小遣いをもらっていた。給料のほか、ボーナスの代わりとして、夏には下駄、冬にはシャツ（下着）が支給されたという。

（４）栗原宏介医師との出会い——初雁医院にて

柔道の修行が思うようにいかなかったのは不本意であったが、門井氏は、職人気質の石井氏のもとで、順調に柔道整復師としての腕を上げていった。

進歩的な人物であったという石井氏は、接骨院を経営する傍ら、内科的疾患を持つ患者の要望にも応えようと初雁《はつかり》医院という診療所を開設した。内科医の三井伸夫《みついのぶお》氏(2)を招き、診療所には多くの患者が詰めかけた。同じ頃、外科の一領域として運動器疾患に対応する整形外科が独立、台頭し始めており、石井氏は、初雁医院に非常勤の整形外科医も招いた。そこで門井氏は、整形外科医である栗原医師と出会うことになる。

ここで、栗原氏の略歴についてふれておきたい。

栗原宏介医師は、一九二六（昭和元）年、台湾で出生した。第二次大戦終戦後、広島に引き揚げ、後の広島大学工学部である広島高等工業学校に進学した。当時は〈医者になるつもりは考えたこともなくて〉という。最終学年である三年時の夏、栗原氏は喀血する（一六一頁コラム参照）。当時の国民病である肺結核の発病であった。栗原氏は、山口県の結核療養所において約一年の療養を経た後、広島の親戚邸で療養生活を送り、そこで紀久子夫人と出会っている。療養生活中、戦後婦人科を開業していた元軍医の兄から

〈お前も身体が弱いんだから、医者でも、…美容整形みたいな…やったらどうだ〉と助言を受ける。そして健康が回復してきた頃、日本大学の予科へ、その後医学部に進学する。当初、美容整形外科や形成外科を志していたはずの栗原氏であったが、思わぬ展開が待ち受けていた。

栗原氏〈日大に美容、形成外科がなかったんだよ。それで整形外科の教授のところへ行ったら、「うーん、そうね、四、五年ぐらいしたら形成外科作ろうと思う」って言われちゃってね。いいように頭まるめられちゃって。はいはい、そうですかって言ってやってたら、二、三年したら整形外科が面白くなったんだ。本物の整形外科が。そこで整形外科に邁進することになっちゃってさ。〉

この、不本意な場所から始まる逸話は、門井氏が柔道整復師になった経緯とよく似ている。不本意な場所でも、眼前のことに本気で取り組み、全力を尽くすことでのめり込んでいく姿勢は、師弟に通底した姿勢であった。また、当時の栗原氏は、患者に対してもスタッフに対しても厳しいことで有名であった（一四五頁コラム参照）。

栗原氏はその後、門井氏と出会い、整形外科診療所の開業を決意する。紀久子夫人はこう語っている。

紀久子夫人〈開業するときにね、門井君っていうのが来たら俺は開業したいって言ったんですよ。あいつが来てくれるんなら、俺は開業するからって私に言いましたよ。〉

門井氏という強力な片腕を得て、栗原氏は、一九六五（昭和四〇）年、埼玉県朝霞市に整形外科診療所・栗原整形外科を開業する。当時、東武東上線沿線の整形外科病院は、板橋の日本大学板橋病院、川越の赤心堂病院しかなく、整形外科の個人病院としては初めてとなる開業であった。現在は栗原氏の長男である栗原友介氏が院長職を継いでいる。栗原氏は名誉院長となった後も診療を続け、二〇一六（平成二八）年五月、九一歳の生涯を閉じた。医師として生涯現役を貫いた人生であった。

さて、門井氏と栗原氏の出会いについてふれる。当時、日本大学医学部整形外科学教室に在籍していた栗原氏は、厳しいが腕が良いことで評判の整形外科医であった。日大医学部は東武東上線大山駅に近いため、日大の医師は、東上線沿線を中心とする東京北部から埼玉県にかけての病院や診療所に出向することが多かったという

栗原氏〈私と［門井氏が］出会ったのが…私があそこ［筆者注：初雁医院］へアルバイト行きだしたのがね、昭和何年だったかな、忘れちゃったんだけどね、うーん、昭和三五、六年かな、石井道場［の先生］が初雁医院っていう、内科の先生をアルバイトで呼んで、内科を開業してたんだよ。開業っていってもお医者さんが来てね。日大の先生がね。…あの頃はね…なかったんだよね、［大学病院などの大病院以外に医師の］勤め先…アルバイト。そして内科の先生のつてで…初雁医院に行って。…［石井先生は接骨院の他に］内科…初雁医院も片手間にやってたわけね。そこで私が今度行ったら、整形外科だから非常に喜んでね、私たち［日大］の整形外科の医師が交代交代で行ったんですよ。〉

冨江夫人〈［門井氏は］…石井接骨院と、初雁医院と、石井道場と。三つ［を掛け持ちして忙しく過ごしていた］。そこへ栗原先生が来て。いろんな先生が交代で来たらしいんですけど。〉

冨江夫人〈そのうちにね、［子どものいなかった石井氏の養女が］結婚したんですね…三井先生と。で、［初雁医院には外科が専門の］三井先生もいるんですけど、栗原先生の日には患者さんを栗原先生に診てもらいたくて…［門井氏が患者を選んで］カルテを選り分けるらしいんです。〉

栗原氏〈［初雁医院の患者さんは］私目当てに来てたんですよ。だからカルテがずっと積み重なると、僕のばっかりでね。〉

冨江夫人〈院長［筆者注：栗原氏[3]］の方に［診療待ちの患者のカルテを］ドバっと、こう、出しちゃうと、三井先生がよく怒ったって言ってましたよね。〉

栗原氏〈…結局、三井君は外科なんですよ。外科出身。だから私が行って私が診察するでしょ。…［机が］ふたつあって、こちらの机で。僕はこちらで患者さん診てるわけだ。で、［三井君は］それを見ながら整形外科を覚えようとしてたけど、根本的に、やっぱり育ちなんだよな。整形をずっと初めからやってきたのと、それから外科。同じ外科だけど、見方が違うしね。〉

栗原氏〈門井先生がそっとね、カルテ、ずいぶんたくさんあるわけだよ。患者さんが待ってるんだから。そのカルテをそっと少しずつ探しては俺に診させては。…そういうことをしてくれましたよ。陰に陽にね、彼は一生懸命になって僕にあれしてくれましたよ［助けてくれた］。〉

栗原氏は、アルバイト先の婿養子である三井氏に気兼ねしてはいた様子である。門井氏に、栗原氏の机に積まれた患者のカルテを、何枚か三井氏の方に持って行けと指示したりしていた。それでも門井氏は、「これは」と思った患者のカルテは栗原氏に回し、栗原氏の診療をこっそり見聞きして学んでいた。

冨江夫人〈それでね、うちのお父さん［門井氏］もね、院長先生［栗原氏］が何て言うかなって、衝立の陰でこうやって聞いてるんですって。患者さんの診察をね。そうするとね、見つかるとね、おまえ、なんでそこへ立ってんだ！って怒られて、おっかなかったそうですよ。〉

晩年こそ「やさしくなった」栗原氏だが、血気盛んな頃の栗原氏は、門井氏にとってそれは恐ろしい存在であっただろう（一四五頁コラム参照）。しかし門井氏は、栗原氏に食らいついていった。

冨江夫人〈手術場なんかで、看護師さんいないから手伝うわけでしょ。よくね、手術場…何ですか、こう、高い、足台…高下駄みたいので［手術を］やったらしいんですよ、昔。…よく蹴っ飛ばされた

とか。…でも院長先生に、器具の消毒の仕方とか、ずいぶん教えてもらったことは多いんですって。〉

柔道整復師養成校の授業では、外科学概論が必修科目であるものの、手術や麻酔などの実践的な外科の知識や技術を学ぶことはほとんどない。医師と協働することになった柔道整復師は、ほぼすべての知識と技術を現場で身につけなければならず、これは現代も同様である。門井氏は栗原氏から、接骨院や学校では学べない外科学の知識を存分に吸収した。

栗原氏〈あの人［門井氏］はね、私なんか整形外科で行くとね、偉い先生が来たと思って萎縮していたのね。昔むかしの話ね。［ある時、］おまえね、これからね、何を聞いてもいいし、何を…質問してもいいよって言ったんですよ。それから彼との交流が始まったんです。〉

冨江夫人〈ある時、三年くらいしたら、［栗原］院長はトイレって言ってるんですけど、うちのお父さんは、屋上ってあったのかなって気もするんですけど、［栗原氏に］屋上に呼ばれて。叱られるかと思ったら、おまえ、三年間見てたけど、陰日なた無くやってるんで、もしこの道で行くんだったら、今日から何を聞いてもいいって言われたんですって。〉

栗原氏〈その時に会ったのが便所でね。立小便する便所だったんだけど、そこで会ったんだよ。外が見えるんだよね。そこで並んで小便したら、「おまえ、これからずっと続ける気があるか」って言ったら「あります」って。「じゃあ、もし俺が開業するんだったらおまえ、来てくれるか」って言ったら「行きます」って言ったんですよ。〉

おそらく、「今日から何を質問してもいい」と言われたのが屋上で、「開業するなら来てくれるか」と言われたのが便所だったのではないかと推測されるが、それはともかく、門井氏は、三年間叱られ続け衝立の陰から聞き耳を立てているしかなかった栗原氏に、思いがけず「今日から何を質問してもよい」と言われ、とにかくうれしくて仕方がなかったそうだ。

富江夫人〈で、うれしくなっちゃって。天にも昇る気持ちだった、って。今まで親と兄さん二人が電気屋さんだったから、俺も電気屋になるんかな、って電気の本はちょっと読んだりして勉強してたらしいんですけど。その日から医学書に変えて。こう、［本を］開けてもよくわかんなかったけど、…読むものは医学書に変えたってよく言ってましたね。〉

あこがれの栗原氏に声をかけられ、門井氏が畢生の仕事として柔道整復師の道に踏み出した瞬間であった。このエピソードは、生前の門井氏が会うたびに満面の笑顔で話してくれたことでもある。

（5）豪傑——栗原氏から見た門井氏

前項で、栗原氏が門井氏と出会い、その技術と人柄を認めた経緯について述べた。本節では、栗原氏が門井氏の骨接ぎに何を感じ見込んだのか、具体的な話にふれる。

——よくわれわれ柔整師の仲間で話に出ていたのが、［栗原］先生が、門井先生が［上腕骨］顆上骨折［の整復］をビタッと、たいそう上手に整復するのを見て、それで見込んで…という話だったんです。

栗原氏〈いやぁ、それだけ［ではないよ］、それは一つの代表例で、他の小さい骨折なんかでも怖いくらいビッと、もう、曲がってない。［整復は］ぐいっと、で、グワッと。［患者は］「いたーい」って泣いたりしてたけどね。それで整復したら落ち着いちゃうんだよな。で、きれいに整復されてるんだ。…その技術が大したもんだ、と。〉

さらに栗原氏はこのように表現した。

栗原氏〈もう、いわゆる空手でいう無手勝流。鉄砲でもない、刀でもない。特に前腕とか肘関節…、足の骨折。それを二人がかり、三人がかりでもってね、ガッと引っ張って。もう、瞬間的にね。［患者は］「いてー」なんて悲鳴あげるけど、それは瞬間的だから。〉

——先生が日大で見られたり、なさっていた整復とは違う感じだったんですか。

栗原氏〈日大ではそういう整復はしなかったもん。…例えば整復するとき、…麻酔をかけて、それでやりましたから。門井先生の、来た患者に上手に話しかけながら、「麻酔もかけないで」グイッて。バキッて整復する。あれに僕はびっくりしちゃって。（笑）〉

無手勝流とは、無手で勝つ流儀の意で、無手とは手に武器・道具などを持たないことである。大学病院で最先端の整形外科医療を実践していた栗原氏には、柔道整復師による骨接ぎの技は、一般的な方法論に拠らない無手勝流に映った。栗原氏から見て、門井氏の骨接ぎの技は荒っぽく、しかし正確で、瞠目に値するものであった。

栗原氏〈骨っていうのはね、素人の人たちは折れたところがピシッと合わないとくっつかないと思ってるんです。ところが、折れたところをある程度寄せれば、それで新しい骨が、仮骨ができてきてくっつくわけだろ。そのことを彼は…知ってたんだな。…おおまかはちゃんと整復できて。「力を込めて」グワッとやってね。その、ウッてやる瞬間がね、ものすごく気合いが入るんだよ、おなかに。門井先生のおなかにグッと「気合いが」入ってね。それを見て、ほー、と。〉

生前の栗原氏はよく「臍下丹田《せい(さい)かたんでん》」の重要性を説いていた。臍下丹田とは、へそのすぐ下あたりの部分で、漢方医学では、この部分に意識を集中して力を集めれば、健康が保たれ勇気が湧いてくるとする。臍下はへその下、丹田もへその下あたりの意である。

栗原氏〈それでしかも、骨折っていうのはあれだけ痛い思いをさせたらね、失神とかなんかするんじゃないかって。心臓発作［の危険性もある］。彼は知ってか知らないか、それもよくわからないけど全然気にしないで、ぐーっとやって。あれは豪傑だった。〉

栗原氏〈あのね、整復術というのは必ず接点があるわけだよ。整復する人と、整復される人と、それを持つ人と。整復する人は大事だけどね、…［門井氏が］バッと［患者の］体を持った時にね、もう、このおなかから極《き》まって。［自分も患者も］死ぬだ何だって考えない。ビッて力入れて、これを俺は戻すんだ！っていう。俺は、彼の気合いが相当［すごいと思った］。［私は、徒手整復を］自分もやったけど、…後はやっといてくれって言って。で、彼［門井氏］がやってみてね、その後から来たやつらにみんな指導して。〉

門井氏のほねつぎとしての真髄を、栗原氏はしっかりと見ていた。しかし、門井氏は技術だけが優れていたわけではない。

紀久子夫人〈陰ながらいつも主人の仕事をじっと見ていた門井先生の姿もあるんじゃないかな、って私は思うのね。先生のその熱心さというかね。あー、あいつなら僕の助けになってくれる人だって

思ったんじゃないかしら。〉

栗原氏〈そう。裏表のない人だったよ。だから俺、…日ごろね、勤めの状態を考えながら見てね、これなら大丈夫だ、任せても大丈夫だって感じがしてね。〉

紀久子夫人〈いちばん大事なことよね。…一緒にものをやるっていうのは、それがいちばん大事よね。信頼できる人間性を感じられる人でね。〉

栗原氏〈人間性を信じた。〉

「最後は人間性」とは、前章の牧内氏も語っていたことである。その後、栗原氏は、門井氏の骨接ぎの技と人間性を信じ、開業に踏み切る。

コラム

「鬼の栗原」

本論で述べたように、栗原氏は、自分にも患者にも家族にもスタッフにも、それは厳しい医師であった。多くの語り草がある（図1）。

紀久子夫人〈［長男の］友介が生まれたら、近所の人に、…いやあ、先生が赤ちゃん抱っこしてね、先生の笑った顔、初めて見たね、って…言われてね。〉
栗原氏〈あの頃からだ。俺の声、日大なんかでも鳴り響いてたもんな。…あの広い日大に鳴り響くような怒鳴り声、大声だった。〉
稲川〈怖かったです、私。〉
栗原氏〈怖かったよな。何を怖いのか、自分でわかんなくて。何を怒ってるのか、自分でもわけわかんなくて、うわーって〉
稲川〈先生が怒ると、もう玉の汗を頭に浮かべて。ああ、本気で、何でも本気なんだって。〉
紀久子夫人〈何で怒ったんだろうね。〉
栗原氏〈もう、お坊っちゃんの先生だったからな。人の気持ちも察しないで。でも後、けっこう悩んでるんですよ、自分で。悪かったなーっと思いながらね。〉
稲川〈患者さん叱った後によく、さっきの患者さんもう一回［診察室に］入れろって言って。患者さん、待合室で泣いてたりとかして。［患者さんに］院長、もう一回来いって言ってますって言って［もう一度診察室に連れて行く］。

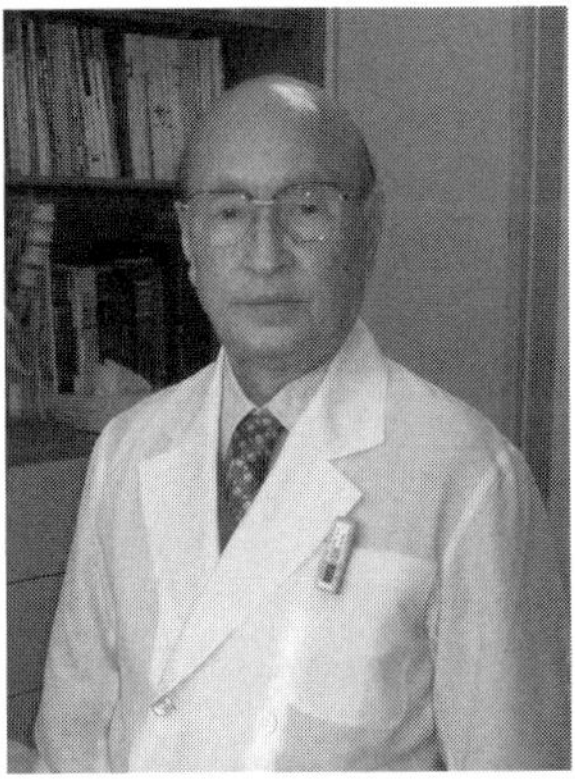

図1　栗原宏介医師。生涯現役を貫き，多くの患者を痛みから救ってきた。

［すると院長は］さっきはちょっと言い過ぎたけどもって。それでまた怒っちゃったりして。〉

栗原氏〈…人の苦労を知らない男だったよ、本当に。申し訳ないと思ってる。〉

紀久子夫人〈私も主人見てて、あそこまでよく言うなあ、って思ってましたよ。〉

栗原氏〈いやあ、本当に申し訳ない。だから自分が、怖かったんだよ。その結果がね。どう［悪い結果に］なるんじゃないかってこと想像しちゃって。怖いもんだから、ガーッて怒って。患者さんに。全部転嫁してしまって。そういうのだったと思うよ、俺は。〉

紀久子夫人〈だから今、タクシー乗って、［運転手が］私だってわかるとよく、先生はまだ現役で［診療に］出てるんですかって聞いたり。昔は怖かったからなあ、って。（笑）〉

稲川〈みんな、二言目には［怖かった、と］。〉

栗原氏〈必ず言われるよ。（苦笑）〉

紀久子夫人〈私も患者さんに外で会ってね、この間［栗原整形外科に］行きましたよ、なんて言われたらね、いつも本当にすみませんね、怒って。なんて謝ってます。〉

深夜の出来事で門井氏がその場にいたかどうかは不明であるが、こんなこともあったという。

紀久子夫人〈交通事故［の患者］で輸血するから、私の血を取るって。○○…何とかさんっていう人で、けっこう交通事故がひどかったんじゃないかな。夜、手術場へ呼ばれて。［栗原氏は］私の血を取ったことあるのよ。〉

栗原氏〈取ったの？おまえの？ひどいことするもんだなあ。〉

紀久子夫人〈ちょっと来い、おまえの血取るからすぐ来い、って。もうね、本当にね、一種のきちがいね。…ちょうど故郷から［親戚が遊びに来ていても］…俺は病院に泊まるからうちには帰らん、って。〉

また、鬼の栗原の原点は日大病院勤務時代のこのような経験だった。

栗原氏〈夜。夜中にね。俺、寝てたらね、先生、先生って。なんだ、起こされたんだな。うんうんうんって、［目を覚ましたら、起こしに来た人物の］顔がこれくらいしか見えてない。どうしたのって言ったら、そいつ、腰抜かしてたんだ。当直の事務員かな。腰が立たずに這ってきて、俺の部屋を開けて、先生、急患ですって。俺も寝ぼけまなこで［白衣を］着ながら入ってってたら、手術室の明かりが煌々としてて。入った途端、パッと目が覚めた。なにしろ、口がこう裂けたのとか、それからこれ［顔面の一部］がベローンとなったとかさ、それからこうなった［腕がおかしな方向に曲がった］とか、六人だよ。〉

稲川〈ひとつの事故で、ですか。〉

栗原氏〈そうそう。〉

稲川〈六人ぜんぶ来ちゃった。〉

栗原氏〈［クルマどうしで］ぶつかって。それであの時だよね、度胸がついたの。ものすごい度胸がついた。そして…普通なら小さくこう縫うでしょ。もう、そんなしてたら間に合わないんだよ。…看護婦も一人しかいないんですよ、当直の。それが糸つけて、こうやって［介助して］くれて、次、次って。ザクッて、どうしても大きく縫っちゃうんだよな。あと仕上がりがどうだこうだって思いながらやるんだけど、それが一週間か一〇日経ってあれすると、創《そう》［筆者注：外科学で皮膚の連続性が途切れたきずのこと］がきれいになってくるんだよ。荒く縫えば縫ったほど。小さく縫えば縫ったほどね、ダメなんだ。そういう経験もしたしね。そしてその患者さん、うなり声上げげんだもん。麻酔かけて一生懸命やってるんだけどね、局麻。…一一時頃来たんだよ。バーンとぶつかってね。それで夜が明けたのが五時頃。私が手術終わったの。そしたらほのぼのと明るくなって…。〉

紀久子夫人〈あの時はもう、帰ってきて…もう疲れて疲れて。話聞いただけでね、私もね、びっくりしましたね。〉

栗原氏〈それでやっぱりね、人間って死なないって思って。〉

晩年の栗原氏は、当時を照れたように振り返る一面もあった。

「鬼の栗原」の魂は、色濃く門井氏に継承されていった。

2　海を泳いで帰りたい

——沖縄初の整形外科診療所にて

栗原氏の開業と前後して、門井氏は、一九六三（昭和三八）年一〇月からの約一年数か月の期間、沖縄の整形外科診療所に派遣されるという経験をしている。当時の沖縄は、サンフランシスコ講和条約によりアメリカの施政権下にあった。一九七二（昭和四七）年五月、いわゆる沖縄返還が行われた。

　本節では、門井氏が「二〇年分の経験」をし、そして「海を泳いで帰りたい」と語った沖縄時代にふれる。

（1）沖縄派遣計画

　栗原氏の日本大学医学部の同僚にあたる人物に宮城《みやぎ》能久《よしひさ》氏がいた。宮城氏は沖縄の名家の出身で、当時、沖縄で初めてとなる整形外科診療所を開設しようとしていた。後に「中部整形外科」を開業し、院長を務めた。

　その頃、初雁医院では栗原氏の、石井接骨院では石井氏のそれぞれ片腕として活躍し腕を磨いていた門井氏は、柔道整復師として脂が乗ってきた頃であった。

冨江夫人〈［何を質問してもいいと言われて］それからもう、本当に、［栗原］院長先生にずーっと。勉強を教えてもらって。あと、沖縄の宮城先生ね。宮城先生は院長の後輩ですよね。で、沖縄に初めて整形外科を作るっていうんで、門井先生をちょっと貸してくれないか、っていう感じだったらしいんですよ。〉

　地域住民の運動器に生じたトラブルのプライマリ・ケアを担う、開業の整形外科の最も重要な機能は、手術を行わずに治癒に導く非観血（保存）療法の提供である。当時の門井氏は、卓越した骨接ぎの技術で、栗原氏はじめ周囲から一目置かれる存在となっていた。宮城氏が新規の医院立上げにおいて、門井氏の力を借りたいと思ったのは理解できる。

冨江夫人〈…それがね、［沖縄に］行くのに、よく相談をね、池袋の焼肉屋でやったって言うんですよ。［栗原］院長と宮城先生とうちのお父さんで。石井先生に内緒で。〉

石井氏に知られたら、反対されるのはわかっていた。それで三人は、石井氏には内密で綿密に計画を立てたのだという。

冨江夫人〈そしたらね、話が決まって行く段になったらね、［石井氏が門井氏の柔道整復師の］免許証を預かっちゃってたらしいんですよ。木村先生と、うちのお父さんの。で、開業するときは返すっていう感じだったらしいんですよね。でね、免許証がないと…まだその頃、［沖縄に滞在するのには］ビザが必要だったんですね。復帰してないから。それで、免許証がないと、技術提供っていうかたちで行くので、ビザが発給されないんですって。それで困っちゃってね。…その前にね、木村先生が開業するときに、石井先生の意思に反して開業したせいかね、免許証返してくれなかったんですよ。…で、［木村先生が］県庁に行ったら、免許証がないんだけどって言ったら、再発行してくれたんですって。…それでもうひとり、俺の弟弟子でそういうのがいるから、来たら再発行してやってくれっ

て頼んであったらしいんです。で、沖縄行くとき、また再発行してもらって行ったんですよね。〉

徒弟制においては、弟子の独立をめぐって師匠と弟子の間に軋轢が生じることも少なくない。特に接骨だけでなく柔道での師弟関係もあったとなれば、事情はいっそう複雑であっただろう。門井氏は兄弟子の機転にも救われ、遠く沖縄へと旅立った。ちなみにその後、石井氏も、門井氏の沖縄派遣に納得していた様子である。また、県庁で再発行が可能であったのは、当時の柔道整復師資格が都道府県知事免許であったためである。一九八九（平成元）年から国家試験となり、厚生大臣（当時）により免許される国家資格となった。

（2）沖縄での苦労

宮城氏は沖縄本島のコザ（現在の沖縄市）の銀行跡地を購入し、中部整形外科を開院した。そこで門井氏と宮城氏を待ち受けていたのは、夥しい数の患者であった。

冨江夫人〈で、［沖縄に］行ってみたら、初めてだからもう、患者さんが来て来て来て。〉

当時の沖縄の医療について、門井氏は、「遅れていることに驚いた」と語っていた。そのような状況で、門井氏は連日全力で治療にあたった。

冨江夫人〈…沖縄は一年とちょっとぐらいなんですよね、行ってたの。一年半も行ってなかったと思う。…でも、こちらにいたら二〇年かかっても経験できないようなものを経験したって言ってましたね。骨折なんて、本当に多いんですって。もう、障害のある人なんか、いっぱいいるんだそうですよ。曲がってくっついちゃったりとか。すごかったらしいですよ。…だから寝てる暇がないわけですよね。〉

冨江夫人〈…もう、離島から船を漕いできて、〔ベッドがなくても〕薄縁《うすべり》〔筆者注：布の縁のついたござ〕一枚あれば入院になっちゃうんですって。…睡眠、三時間ぐらいしか取れなかったらしいですね。〉

現代の日本では、乳幼児健診の普及によりほぼ解消されたが、現在もなお途上国で問題になっているのが先天性股関節脱臼の未整復放置例である。門井氏が赴いた当時の沖縄も同様で、内地では考えられないような多くの先天性股関節脱臼の患者が存在し、来院したという。生前の門井氏はこの時代を回顧し、あまりの患者の多さに先天性股関節脱臼の診察は曜日を決めていた話、その日には同疾患の患児をずらりと並べて次々に診察した話、男の子のおむつを外した際に「やられた」話など、弟子や後輩たちにこの頃の苦労を語った。渡航前、門井氏は、栗原氏からこの先天性股関節脱臼の診断と治療についての特訓を受けた。整復後、乳児の大腿骨頭が臼蓋《きゅうがい》（股関節の骨盤側）に整復されたかどうか、徒手的に判断するのには熟練を要す。特訓に際し、門井氏が整復状態について曖昧な回答をすると、栗原氏に「おまえは沖縄に物見遊山に行くのか！」と怒鳴られたという。

冨江夫人〈晒《さらし》でこういう［肩にかけるような］ベルトを作ったみたいですね。〉

先天性股関節脱臼には、現在でこそ確立された保存療法があり、用いる装具も入手しやすくなっている（第3章注（18）参照）。しかし、当時の沖縄では、そのような治療を実践するのは困難だったと思われ、門井氏は、晒包帯などの入手しやすい材料を工夫して治療にあたった。この事実は、沖縄の小児整形外科における大きな転機であったと思われる。述べたように、現在でも途上国や医療後進国では、先天性股関節脱臼の放置例が多数存在している。正確な医療知識が伝わることの重要性を考えさせられるエピソードである。

さらに門井氏は、病院勤務ならではの事態に遭遇する。

冨江夫人〈レントゲンもばんばん…鉛板《えんばん》［筆者注：放射線の遮蔽を目的として用いられる鉛の板］とか着けないで撮っちゃって。二人［門井氏と宮城氏］は被曝ですよね。朝、［宮城氏の］奥さんが食事の支度してくれると、食べようかなと思うけど、かったるくて、手が前へ出ないそうなんですよ。二人とも。で、歯が化膿して、歯を抜いたら、今度は血が止まらなかったとかね、よくそんな話、してましたね。〉

エックス線を用いる画像診断機器は、古ければ古いほど被曝量が多い。また、整形外科では透視と呼ばれる方法で診断や治療を行うことがある。単純エックス線撮影が一瞬のわずかな被曝で済むのに対し、透視は、エックス線を照射したまま骨の動きを観察するもので、当然被曝量も大きくなる。

冨江夫人〈…うち、子どもがすぐできなかったのね。結婚して六年半ぐらい。だから八郎が、嫌だなあ、俺は被曝した人の子か…って、よく言ったときがありましたけど。…もうおばあちゃん〔筆者注：門井氏の母親〕はだいたいわかってたから、子どもできない、ああ、レントゲンのせいかな、とか言ってましたけど。私はあまりそういうの知らなくて、気にしなかったんですけど。〉

門井氏は連日懸命に患者と向き合った。そんなある日、このようなことがあったという。

冨江夫人〈ある時ね、医師会長の親…おばあちゃんが、骨折か何かしたんですって。それで診てくれっていうんで、診て。こう、固定したらしいんですよ。たぶん、腕かな。けっこうガッチリ固定したら、〔患者が〕苦しくて仕様がない…、こんなやり方はどうとかって〔批判して〕…せっかく固定したのに、全部切って取っちゃったらしいんですよね。それで、うちのお父さんもすごい怒って。〔固定〕しなきゃだめなんだっていうようなことを言ったけど、そんな苦しいことは〔嫌だ〕、とかって言って。〉

この顛末の背景には、単に当該患者のコンプライアンスが低かったという事実だけではない、複雑な問題が横たわっていた。

冨江夫人〈…［当時の沖縄は］まだ復帰してないから…日本人って嫌われてたみたいですね。沖縄の方たちからは。〉

当時の沖縄の人々――ウチナーンチュには、先の大戦時、日本兵から不当な扱いを受けた者も多く、さらに沖縄が日本のいわば捨て石とされ犠牲になったという心情が渦巻いていた。ヤマトンチュである門井氏は、いわれのない差別や不当な扱いを受けることもあったという。しかし門井氏は、懸命に沖縄の人たちのために尽くした。

ところでその後、医師会長の親はどうなったか。

冨江夫人〈そしたらね、その骨折した時に…その前かな、東京から［整形外科の有名な］先生だかが来て…講演した後だったんですって。じゃあ、その先生に手紙で聞いてみようっていうんで、聞いたらやっぱり、そういう固定が必要だっていう返事が来て。そしたらもう一回固定してくれって言われたらしいんですけど、しなかったそうです。怒っちゃって。〉

職人気質、頑固な門井氏らしい逸話である。相当悔しかったのであろう。

冨江夫人〈そういうこともあって、三か月間のあいだは海を泳いで帰りたかったって言ってましたね。なかなか馴染めなくて。で、言葉も。…今はもう標準語がほとんどかもわかりませんけど、方言だし。子どもにちょっとお菓子やったり飲み物やって、方言を教わったって言ってました。往診なんかも行って、黒砂糖とか出されると、無理してでも食べて、お年寄りと親しくなったりとかして。〉

柔道で心身を鍛え、栗原氏と石井氏の厳しい薫陶を受けていた門井氏が「海を泳いで帰りたい」とこぼしたほど、沖縄での日々は過酷な日々であった。門井氏は、「水泳は得意中の得意」であったという。冨江夫人は、本気で泳いで帰ろうとしていたのではないかと笑う。しかし、現地の人に溶け込み、心を開かせることで活路を見出すあたりが、人が好きな門井氏らしい。

また、門井氏は沖縄に「一〇〇ドル契約」で赴いたという。つまり、月給一〇〇ドルという条件で派遣されていた（当時の沖縄は返還前でドルが通貨）。当時は一ドル三六〇円の固定相場制であったため、門井氏は日本円では三万六〇〇〇円の月給を得ていたことになる。人事院の「国家公務員の初任給の変遷（行政職俸給表）」によると、当時（昭和三八年）の大卒国家公務員（上級甲種）の初任給は一万七一〇〇円であり、門井氏は破格の待遇で迎えられていたことがわかる。しかし門井氏は、沖縄で得た給与の全額を埼玉の実家に送金していたため、最初の数か月間は一文無し、その後ベースアップされた分だけを小遣いとしたそうである。

そのような過酷な状況でも、沖縄での生活には楽しみもあったという。例えば、宮城氏のクルマを借りて洞窟めぐりをしたり、週末になると宮城氏に米兵向けの「将校クラブ」に連れて行ってもらいショーを観たりご馳走を食べたり、当時はまだ珍しかったスロットマシンに熱中したりした。沖縄の名家であった宮城家との付き合いもあり、西洋式の食事マナーを覚えることもできた。また、宮城氏は、重症患者を米軍の陸軍病院に入院させていたが、そのおかげで最新の施設や医療機器、医療技術の見学をすることもできたという。

沖縄滞在中、門井氏は一度だけ「帰国」したことがある。一九六四（昭和三九）年、東京オリンピックが開催されたとき、石井氏が門井氏のために日本武道館で開催された柔道競技のチケットを用意してくれたという。また、同じ時期に門井氏の妹が結婚式を挙げることにもなっていたため、ふたつの用事のための帰郷であった。そしてこの結婚式に出席していたのが、門井氏の妹の同級生であった冨江氏、後の門井氏夫人である。

――オリンピックと妹さんに感謝ですね。

冨江夫人〈そうですね。（笑）…〔門井家に〕しょっちゅう遊びに行ってましたから、見てはいたんですけど…男兄弟が何人もいるんで、誰が誰だかわかんなかったんです。（笑）…〔結婚式で門井氏を〕妹に紹介されたんですね。〉

（3）沖縄脱走計画

さて、門井氏が沖縄で奮闘している頃、栗原氏は門井氏の帰還を見越して開業の準備を進めていた。

冨江夫人〈その間に…〔沖縄に〕行く前にも、〔栗原〕院長先生の開業の話なんかも出てて。〔栗原氏と二人で〕あっちゃこっちゃ見て歩いたらしいんですよ。東上線沿線に整形外科っていうのがまだなくて。で、お父さんが行っちゃった後も、院長先生がひとりで、一生懸命見たんだと思うんですよ。「おまえが帰ってきて、俺と一緒にやってくれれば、俺は開業する」と。〉

しかし、沖縄での診療が軌道に乗り始めた宮城氏は、腕も人もいい門井氏を手放したくない。

冨江夫人〈…〔栗原〕院長先生ね、…門井の実家、川越の実家に来て、それで、父親〔筆者注：門井氏の父親〕に沖縄にいるお父さん〔筆者注：門井氏〕宛の手紙を書いてもらって。こういう内容で手紙を書いてくださいってお願いに来たらしいんですね。…で、院長の気持ちを〔間接的に門井氏に伝えた〕。…おまえ、いつ帰ってくるんだとか、おまえが帰ってきたら開業する、帰ってこなかったら大学に残るっていうの〔手紙〕が入ってたらしいんです。〉

栗原氏は、宮城氏に門井氏を期間限定で「貸した」という認識でおり、早く戻ってくるのを望んでいる。栗原氏から門井氏への手紙は、宮城氏から警戒されるのは当然であった。そこで栗原氏は、門井氏の父親に手紙を書いてもらったのである。かつて栗原氏は、筆者にこの時の顚末を回顧し「いろいろやった」と語ったことがあった。

――そういうことか。言ってました、［栗原］院長が。宮城先生は沖縄で［門井先生の］お嫁さん見つけて、沖縄にいさせたかったって。だからそれを、「俺はね、何とかこっちに戻そうと思っていろいろやった」って。いろいろやったってのが、それ。

冨江夫人〈そうそう。いろいろってのはそれなんですよ。（笑）それでね…宮城先生の奥さんってね、［たしか］沼津の方…なんですよね。で、こっち［内地］で見合いを設定されたらしいんですよね。で、箱根だかどこだか…［見合いをすると言って］帰ってきたんだけど…すっぽかしちゃったらしいんですね。…そのままこっち［埼玉］へ帰ってきちゃって。…きちっと、けりをつけて帰ってこなかったのか…その辺がちょっと私もよくわからないんですけど。〉

門井氏は、沖縄での濃密な一年数か月を経て埼玉に帰還した。そしてすぐに、栗原氏が開業したばかりの栗原整形外科に勤め始めた。その後、門井氏を失った宮城氏の苦労は大変なものであったと思われる。

さて、この話には後日談がある。

冨江夫人〈［門井氏は埼玉に］帰ってきて、院長が開業して、勤めてたわけですよ。…そこへね、突然宮城先生が来たんですって。そしたら…うちのお父さんが仕事をやってるんで、びっくりしちゃったらしいんですね。…沖縄から何か［の用事］で、家族を連れて来たんですね。…そしてね、ホテル…ニューオータニだったか、オークラだったか…行ったんですよ、家族が来てるっていうから。まだね、宮城先生の子ども、幼稚園か小学校かに上がったくらいで。よく幼稚園の送り迎えとか、日曜日とかよく遊んでやったんですって。うち、子どもが好きなんですよね。で、会いに行ったんですよ、私と。そしたら子どもが出てきたんです、ドアを開けて。そしたら「門井先生の嘘つき！」って言われて。で、そのまま。…どうなったんだかよく覚えてないんですけど、怒ってたんでしょうね。ずっと、向こうは向こうで。〉

この時のことは、紀久子夫人もよく覚えていた。

紀久子夫人〈もう本当に逃げるようにして帰ってきたみたいね。何か嘘を言って。病気したとか何とかいって、とにかく振り払うようにして帰ってきたって。帰って、うち［栗原整形外科］へ勤めてるってことも何も言わないで、放ったらかしているところへちょうど［宮城氏がやってきた］。宮城先生も、よくあの頃は薬屋さん［筆者注：製薬会社の担当者］が学会だっていうと先生を呼んで、ホテルを頼んでね。…で、［関東方面に］来られた時にうちへ来たかなんかで、…とにかく、パッとうちに来てるってことがわかっちゃってね。それで子どもが「門井先生の嘘つき」って言ったっていう。〉

門井氏は、宮城氏だけでなく宮城氏の家族にも愛されていた。門井氏を失ってつらかったのは宮城氏だけではなかった。「海を泳いで帰りたい」沖縄ではあったが、子ども好きな門井氏にとっても、沖縄から離れるのはつらいことであっただろう。しかし宮城氏と宮城氏の家族を裏切ってでも、門井氏は栗原氏のもとで学びたいと願った。

コラム

栗原医師と結核

栗原氏は青春時代、結核と闘病している。この時の経験が、「来院した患者は必ず何とかする」という栗原氏の信念に結実し、それに門井氏が共鳴していったのではないか。発症時の様子を、栗原氏は以下のように回顧している。貴重な証言であるため、語りの全文を記す。

栗原氏 〈三年生の卒業の年にね、八月だ。喀血したんだ。ゴホッゴホッ、なんてしてたら。そしたらバーッて吐いてね、血を。それがこういう机、大きな机…。友達の家の二階でね、一緒に勉強させてもらってたんだな。製図を書いてたんだな。…ゴホンとしたらバーッと血が。これ見た瞬間、〔当時はまだ〕俺、医者なんかじゃないよ。あー、と思ったな。こみ上げてくるんだ血が。で、裸でね、下に行って、下の便所で吐いた。何回吐いても、落ち着かんと吐いちゃうんだな。…水を、手でこうやって〔洗って〕。…〔でも〕血が残るんだよ。その血が気になって一生懸命洗って。その間も吐いて。…しばらくしたら落ち着いてきたから、上に上がって、夏だったけど洋服を、簡単な上着着て。〔友人には〕医者に行ってくるっていうんじゃなくて、ちょっと出てくるからって言った。〔そうは言ってみたものの〕うわーっと、血が。声を出すだけで出てくる。

…俺はそのまま外へ出た。それで一〇分くらい歩いたかな。［二、三年前に原爆が落ちた後の広島の街は］…真っ白な、あっちは砂地なんですよ。土じゃなくて。真っ白で、夏、日に焼けてて…ずーっと道が続いてる。それで門を出てから五、六分したら、血がバーッと出て。真っ白になった地面に血がバーッと。自分の足でね、周りに誰か人いないかと思って、足でこうやって［足で血に砂をかけ］消しながら行ったんだよ。それでまたしばらく、ゆっくりゆっくりこうやりながら歩いてたら、また吐くんだよ。でも、消えないんだよ。…もう最後の方は、もういいやって思ってね、少しね、大雑把に消しながら歩いて、医者に行ったんだ。…だいぶいたよ、患者さんも。小さな開業医だったけど。そこへ行って、お願いしますって言ったら医者が出てきて、あー、うちはちょっとそれはできないからだめって。俺の顔色とかなんか、見て言ったんだろ。もう一回お願いしますって言ったら、いや、だからどっか探して行きなさいよって。広島の原爆でやられたとこだよ。みんな、板張りだった。医者だってそうだよ。だけどそう追い返されたから、また元へ戻って。…そこでね、一緒に勉強してたあれ［友人］がね、気づいて…迎えに来てくれて。それで、なんだ、おまえどうしたんだ、なんて。そしてそれが連れてってくれて。自分のアパートまで行った。で、そこへ寝かせてもらった。〉

紀久子夫人〈それで［その後の手術で］肋骨だっけ？肋骨取らなかったんだっけ？あの頃はみんな取ってたけど。〉

栗原氏〈取ってないよ。昔の、僕のちょっと、一、二年前までは肋骨を取ってね、肋骨、［胸が］こんなにベターッとなって。ほとんどだったですよ。…で、肺で呼吸しない。それがその後になって、今度は肋骨を取らずにここをこう［筆者注：側胸部を肋骨に沿って］切り裂いて、で、そこの間から肺の部分を切除する。それが発達したんですよ。そういう手術法が。僕はそれに間に合ったんですよ。それで肺の先端にこれくらいの空洞があったの。空洞ははっきり、素人の目で見てもわかるくらいのね。それを取ってね。そしたらね、それまで、結核っていうのはね、身体に毒を出してるんだね。結核菌が。だから元気にならないんだ。青白い顔しててね。それ［結核の病巣］がなくなった途端、自分でわかるんですよ。何か嫌なものがなくなったって。俺、元気になりそうだって。自分で、身体でわかるんですよね。それからどんどん元気になってきてね、太ってくるし。だから結核っていうのは怖い病気なんですよね。［悪性腫瘍などの］消耗性の疾患ってあるでしょ。身体を消耗していく。消耗性の疾患の代表的なものなんだよ、結核ってのは。身体を、いくらいいもの食べさせても何しても、身につかない。［病巣を］取った途端にね、自分でも元気になったって感じがしたもんね。…ああ、結核っていうのは身体をこういうふうに、ずーっと萎《しぼ》めていく病気なんだなって。…［手術法が進歩して］すごいなって。医学の進歩っていうのはすごいなって。〉

紀久子夫人〈でもあの時は四分六で、何とかって言ってたんでしょ。〉

栗原氏〈亡くなってた。〉

紀久子夫人〈どっちが四分なの？亡くなる方が四分？〉

栗原氏〈死ぬ方が六、生きる方が四。だって肺を手術、…［手術を］したこともないようなのが肺を取るんだもの。いい加減、いい加減って言ったらおかしいけど、まあこれで括《くく》っとけ、なんて。括ったら、急に強く括ってしまえば、今度、肺の呼吸が十分にいかなくなって…〉

3　双翼
——栗原整形外科時代

沖縄から戻った門井氏は、張り切って栗原整形外科で働き始めた。栗原整形外科には、門井整骨院を開業するまでの六年半勤めた。また、一九六六（昭和四一）年、三一歳で冨江夫人という伴侶も得る。

紀久子夫人〈［冨江夫人の］お父さんが白衣屋さんやってらしたの。それでうちへ、病院へ出入りしててね、お父さんはよく知ってたんですよ。そのお父さんもなかなか実直な人でね、裏表のない人でしたね。〉

栗原氏には、栗原整形外科の開業にあたり掲げた理念があった（図2）。

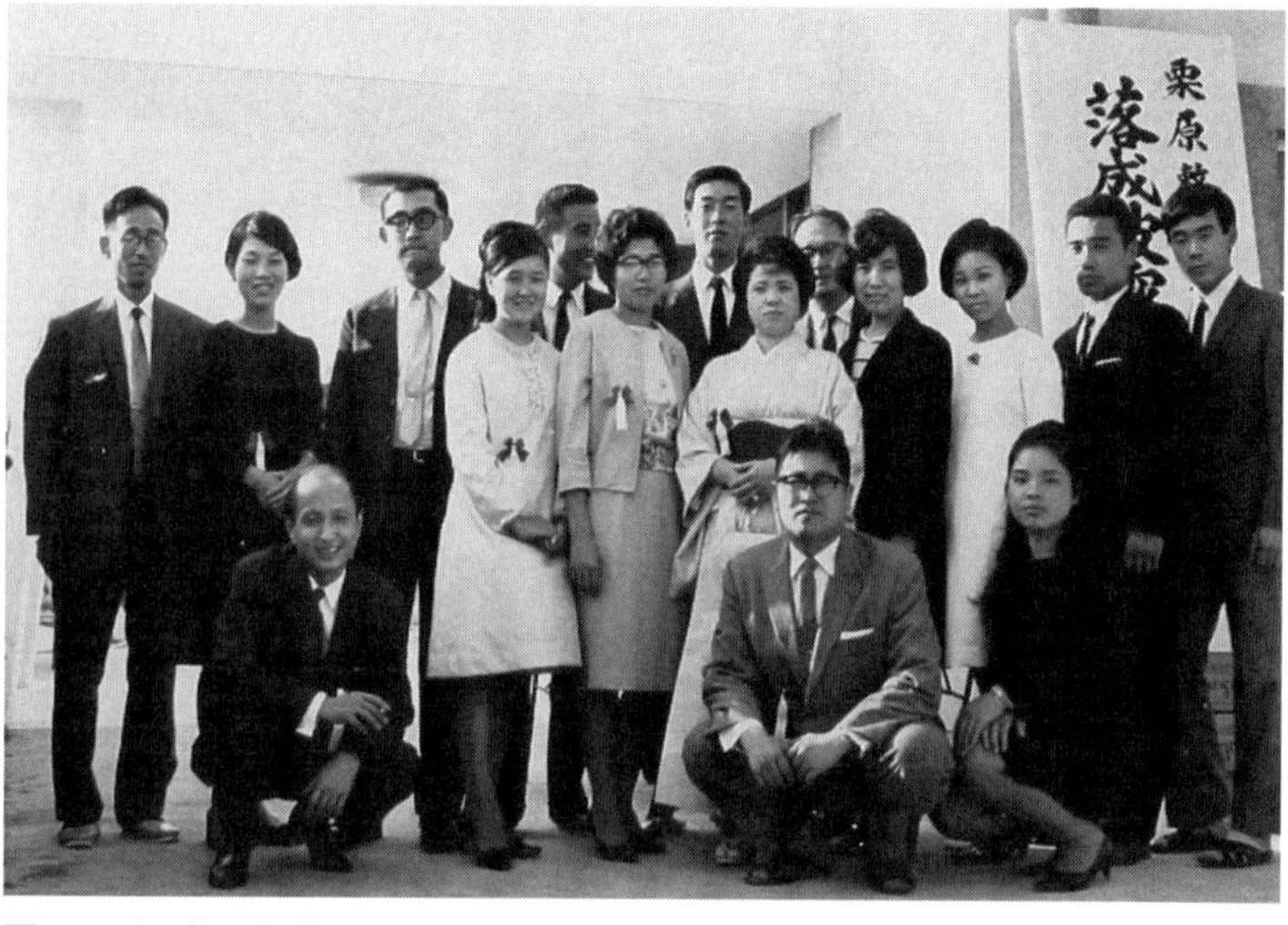

図2　栗原整形外科の落成披露式典にて。前列左側でしゃがんでいるのが栗原氏，右側が門井氏。

栗原氏〈［開業したら］なるべくね、メスを排除しようと思ってたんだよね。それこそ徒手整復だよね。〉

（1）栗原整形外科の黎明期

栗原整形外科を開業するにあたり、栗原氏は、門井氏の石井接骨院の弟子である塚田和夫氏も呼び寄せている。塚田氏は茨城県出身の大柄な好青年であったという。

栗原氏〈俺が［石井接骨院から］二人とも引っ張っちゃってね。［塚田氏に］…来いよって言って。来たいって言ったんだよ。〉

紀久子夫人〈塚田先生も…四戸《しのへ》先生(4)のところに一時預けて、それで。だから直接みんなうちには来させないで、一応クッションを置いてあなたは呼んだんですよ。〉

門井氏の父親に書かせた手紙にしても、塚田氏の引き抜きにしても、栗原氏の熱意と周到ぶりには感心させられる。宮城氏と石井氏はおもしろくなかったかもしれないが、それだけ栗原氏は、自分の理想とする医療には信頼できるほねつぎの力が必要だと考えていた。

栗原氏〈塚田君って…もう亡くなっちゃったけどな…。あいつ、こんな太ってて。〉

紀久子夫人〈［塚田氏を］預かってた時、開業する前の六畳と四畳半の狭いアパートにこんな大きな人が来て、私も一緒に寝たりしてね。大変だったわ。だけどそういう人がいないと、医者だけじゃ［力や気合いの要る治療が］できないって言ってたわね。〉

塚田氏も門井氏と同様、石井氏の門下であり、ほねつぎの柔道家であったと思われる。栗原氏、門井氏、塚田氏、看護師の大森美枝氏、そして紀久子夫人。黎明期の栗原整形外科はこのメンバーで切り盛りしていた。なお、診療所は自宅を兼ね、現在の栗原邸の位置にあった。

栗原氏〈あの頃に、こんな狭い…ここに診察室があって、そこんとこに手術室があってっていうような狭いとこでしょ。そんでそこに一二畳の部屋があって、そこにレントゲンが…、っていう狭いとこで、押し合いへし合いやったから。まあ患者さんとのコミュニケーションはいいよね。体ぶつかり合うくらいだから。（笑）〉

狭い敷地で、医師と夫人と身体の大きな柔整師たちと大量の患者が押し合いへし合い。満員の診療所に収まりきらない入院患者は、栗原氏の自室にも受け入れたという。

冨江夫人〈それでまあ、院長先生のところ…もう、患者さんが来て来て来て。〉

冨江夫人〈患者をね、自分たちの寝てる部屋に寝かせた時は、奥さんと院長が大ゲンカして。［院長は］門井先生、聞いてくれって言うんで…で、奥さんも院長がこうこうこうだって。どっちの肩を持っていいかわかんなかったって。（笑）〉

――その時代のことは、院長に聞いても、門井先生にお聞きしても、本当にもう楽しそうに話すんですよね。また、その時代に一緒にいた先生たちも…本当にこう、きつかったんでしょうけど、その当時は。ニコニコしながら、患者さんに水ぶっかけた話とか、いろいろしてくれましたね。

冨江夫人〈［態度が悪い患者を］暴れるんで抑えたぐらいのこと言って、警察呼んだだとか。…楽しかったみたいですよね。で、忙しいけど野球のチームとか柔道のチームもあったみたいなんですよね。…でも、帰ってくるのが本当に遅かったですね。だいたい一二時近くて。〉

紀久子夫人〈［塚田氏が住んでいたアパートに］門井先生は住んでたことはないのよ。［結婚前も結婚後も自宅から通勤していた］。…塚田先生っていうのはおうちが茨城…でしたから、こっちで部屋を探して。…門井先生もよくそこで遊んだりね。二人でいろいろやってた。みんなが集まっても、そこへ患者さんが来て、応急処置をしたとか、何とかしたとか、そういうのは楽しそうに言ってましたけどね。〉

冨江夫人〈もうね、結婚した時は［栗原整形外科は］開業してたんですよね。結婚した時は、一年目ぐらいかな。…私たちが結婚した時は院長先生が仲人ですから。第一号の仲人なんですよ。〉

生涯の伴侶を得て、栗原整形外科で存分に学び、臨床に立ち、仲間と同じ釜の飯を食べ、時にやんちゃもした。この頃のかけがえのない時間は、まさに門井氏の青春であったのだろう。門井氏の結婚を端緒として、栗原夫妻は、何人もの柔道整復師の仲人を務めた。

ちなみに、門井氏が逃げるように帰ってきてしまった沖縄には、その後、栗原整形外科から約一年交代で青木実氏、竹内正《ただし》氏、田中秋夫氏、大野忠也《ちゅうや》氏の四名の柔道整復師が派遣されている。最終的には、栗原整形外科で修行した沖縄出身の知念真幸《ちねんしんこう》氏が帰郷することで、栗原整形外科から中部整形外科への柔道整復師派遣は中止となった。ちなみに、知念真幸氏の弟の知念実氏は、後に門井氏の一番弟子となり、長い間門井整骨院で修行した。そして知念実氏の同級生の子息が、門井氏の最後の弟子となった知花誠氏である。冨江夫人は「そういうわけで、最初と最後の弟子が沖縄出身なんです」と笑う。

次項では、栗原氏と門井氏が実践していた高度な医接連携、そして彼らが経験した「修羅場の経験」について記す。

（2）上腕骨外顆骨折

前章でも述べたように、上腕骨外顆骨折の回転型は、手術の絶対的適応とされることもある非常に治療の難しい骨折である。

冨江夫人　〈牧内先生の近くで［接骨院を］やってた四戸先生っていらして。…その先生が…肘の骨折で入らなくて、栗原さんに回して。…で、［栗原］院長が手術の前に、おまえやってみろって言うんで［整復したら］、そしたら、入ったんですって。で、手術しないで入ったって連絡したら、どうやって入れたんだって四戸先生がね、タクシーでとんで来たんですって。それが、肉を挟んじゃうから、回旋整復術っていうのらしいんですけど、主人のことだから、「何かぐじゃぐじゃいじってたら入った」って…言ったらしいんですけど。〉

熟達者は、自分の行動や判断の根拠を説明できるとは限らず、質問に対し「それが正しそうに思えたから」「なんとなくそんな感じがした」等の曖昧な答えがなされる場合がある。彼らの持つ暗黙知は、きわめて言語化しにくく、形式知になりえない場合が多い。また、「自分が専門とする分野について深く理解しているが、それを他者にうまく教えることができるとは限らない」。一方、冨江夫人と八郎氏は、この時のことを整復ができなかった先輩を立てるために若輩者として、わざと「ぐじゃぐじゃいじってたら」という表現をしたのではないかと見る。門井氏は、何度も回転型の上腕骨外顆骨折を治療した経験を持っており、ある程度の言語化が可能な独自の理論と技術を持っていたはずである。いずれにしても「ぐじゃぐじゃいじってたら」のくだりは、ほねつぎ職人としての、また気配りの人としての門井氏の真骨頂であろう。

（3）骨《こっ》折り

紀久子夫人〈あの、ついたのをまた折ってやり直したこともあったんでしょ？…私、買い物してて、それで［骨折りを］やってもらったって人に偶然会って。私に「痛かったんですよ、ひっついてんのに、もういっぺんやり直し！って、ボンって折って。…麻酔も何にもなくそのままやるんですよ」って。［私は］ごめんなさいね、って。〉

栗原氏〈そうなんだよ。ある程度仮骨[5]ができてね、折れたのが曲がってくっついてるから、俺、カンカンに怒ってね。手術台のところに腰をおろして、足をこう伸ばしてね、それでギューッとやって折るんだよ。…ポキンとは折れないよ、仮骨だから。それでそこで、グッと。［エックス線］写真撮って、いいなってところでギプス巻いて。〉

伝統的な骨折の治療技術に、骨《こっ》折《お》りというものがある。これはまだ完全に癒合をしていない時期の「曲がってくっついた」骨折を、正しい位置に整復し直すものである。つまり、整復が不完全な状態で放置され、機能障害を伴う変形治癒に移行するおそれのある骨折を、完全な骨癒合の前に矯正する技術である。整復が不完全でも癒合が始まった骨折は、それなりの強度を持つ。筆者は大腿骨の骨折りの経験はないが、上肢の骨の骨折りは何度か経験したことがある。初めて経験したのは小児症例であったが、子どもの骨でもこんなに力が要るのかと驚いたことを覚えている。大腿骨の骨折り、それも無麻酔下では、相当な力が必要であるということは容易に推測できる。

栗原氏〈［大腿骨は］こう、長いだろ。こっち［近位］持って、こっち［遠位］でギュッと押して。俺はここ［側方］からギュッとこう押してね。そうだよ、彼［門井氏］がいたからやったんだ、俺は。彼が助手でいたから。〉

骨接ぎの確かな技と柔道で鍛えた腕力を持っている門井氏は、栗原氏にとって強力なパートナーであった。門井氏にとっても、高度な知識と経験のある栗原氏のもとで仕事をすることは、刺激的で、何より安心感があっただろう。

（4）ギプスベッド

かつて日本の国民病であった結核は、肺だけではなく骨を蝕むことがある。栗原氏も肺結核から結核性脊椎炎を患っている。これを脊椎カリエス[6]といい、治療は化学療法などのほか、脊椎の安静、固定のためにベッド上での安静が重要であった。この際、ギプス（石膏）で作られたギプスベッド[7]（図3）を使用することが一般的であった。現在ではほとんど廃れてしまった技術であるが、門井氏が栗原整形外科に所属していた昭和四〇年代は、まだ脊椎カリエスの患者が多く存在した時代である。

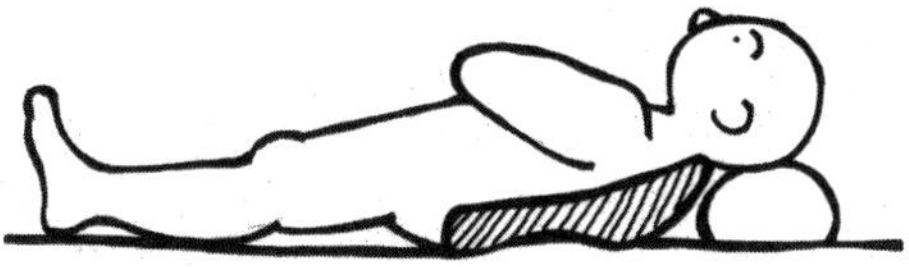

図3　図の斜線部分がギプスベッド。腹臥位の患者の背部に石膏のキャストを折り返し作成する。

栗原氏〈…ギプスベッド作って［患者を］寝かしたんだけども、…本当にね、…安静にするだけで痛み違うじゃない。…それに三週間から一か月寝かせてね。不便だけどね。便所の時は横にしてやったりなんかして。それで［脊椎の骨を］安静にして固めると、非常によく効いたんですよ。レントゲンなんか撮ると、背骨がこう、［椎体の圧潰により脊柱の後彎が増強して］折れてるでしょ。それをこう［脊椎のカーブに合わせて固定した］。〉

栗原氏〈俺は何番目かな、［胸椎の］第一〇番目、一一番目くらいで背骨が壊れてね。…こう、ここ［背中に触れながら］からあれが出てたんだよ。流《る》中《ちゅう》膿瘍…。…ギプス［ベッド］をやってね、三週間か四週間やったら［排膿が］ピタッと止まっちゃったんだ。それまで、背骨の膿瘍が出だしたら、何年て治んない。止まんない［と言われていた］。ところが［ギプス］ベッドを…やったらピタッと二、三週間で止まっちゃったんだ。俺、それからね、ギプスベッドを信用しだしたんだ。だから安静、背骨の病気は安静だって言うけど、それを経験してね。〉

栗原氏〈…脊椎カリエス、昔、ごろんごろんいたんだよ、五〇年前。もう背骨が痛いって言ったら、もう必ず脊椎腫瘍よりもカリエス。結核ね。…それがまたよく治ったんだ。ギプスベッドで。…あの頃、ギプスベッドやったら古いとか言われたこともあるよ。開業してもそうだよ。だけど、そのために…痛みが取れたりして、背骨が固まってね。それは一か月か二か月安静にさせるのも大変だったけど、…ギプスベッドやらないと治んないんだよ。ギプスベッドやんないでこうやってじっと安静にしてたってだめなんだよ。ギプスベッドやってピシッて動かさないようにすると治るんだな、これが。…だからもう、三井病院でもそうやったし、いろいろな所でギプスベッドやって喜ばれたよ。〉

門井氏は、栗原氏からギプスベッドの作成について学び、実践した。この時の技は伝承され続け、ごく最近まで栗原整形外科で脊柱の椎体圧迫骨折の患者に対し実践されていた。現在は二代目院長の栗原友介医師と門井氏の後進たちが創意工夫を重ね確立した体幹キャスト固定が、これに代わり成果を上げている。

(5) フォルクマン拘縮

栗原氏に、門井氏と経験した「修羅場」について質問したところ、栗原氏が迷わず口にしたのがこの逸話である。

栗原氏〈［門井氏との修羅場の経験、］あるある。麻痺。…○○君［筆者注：当時、門井氏の後輩として栗原整形外科で修行していた柔道整復師。匿名とする］。フォルクマン拘縮[8]。〉

フォルクマン拘縮は骨折の重大な合併症として、そして「一夜にして現れ、一生治らない」ことで知られる。とりわけ、腫脹が著明な小児の上腕骨顆上骨折に伴って起こることが多く、事故が起こった際には、腫脹管理の過誤において医療者側の責任が追及される。また、柔道整復師の国家試験でも頻出されるため、その概念を知らない柔道整復師はいないと思われる。

栗原氏〈ここの骨折［上腕骨顆上骨折］だったのね。この骨折を…門井先生が整復してギプス巻いたんだ。…［その後、親が患児を］痛がって痛がって…って、連れてきたんですよ。で、その時…土曜の晩だな、その時に［当直して］いたのが○○君で。「大丈夫だ、我慢しろ」って帰したんだ。それで［翌日に再度］、泣いて泣いて仕様がないって言うから、連れて来いって。…日曜日に診て、あんまり痛がる、おかしいって。ギプス切ったら手がこんな［特有な鷲手変形（図4）］になっちゃってて。阻血性拘縮だ。…ひょっと思いついて…ギプス切ったら、こうなって…もうスーっと血の気が引いたね。…フォルクマン。完全な。〉

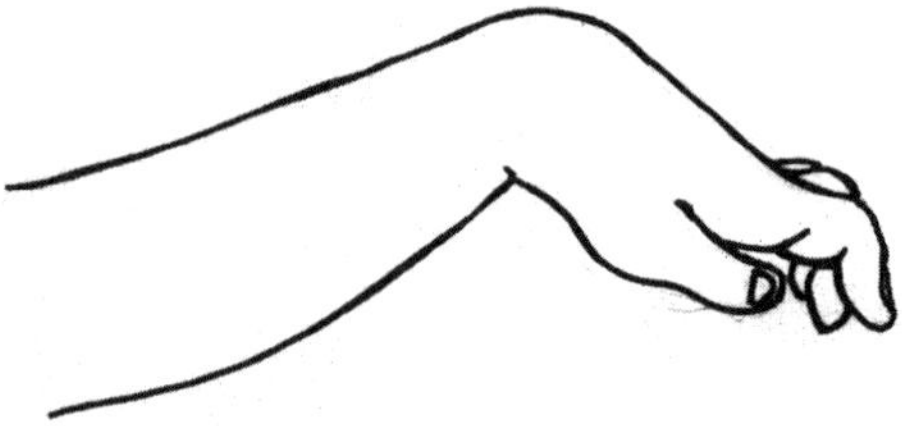

図4　図のような独特の肢位をとり，この肢位が「一夜にして現れ，一生治らない」。現代の医学では打つ手がないといわれる。

栗原氏がこの逸話を語った時、紀久子夫人が、すぐ近くの棚からこの事故の裁判資料を取り出して栗原氏に渡した。筆者はこの時、栗原氏が、この事故を完全に過去の終わったこととしているわけではないことを思った。

栗原氏〈整形外科だから、命に関するあれ［訴訟］は少ないんだよな、脳外科とか内科に比べて。○

〇円［筆者注：損害賠償で支払った金額。本稿では伏せる］…、当時。昭和四四年だ。〉

紀久子夫人〈［賠償金は］銀行に借りたの。〉

栗原氏〈［示談書類を読み上げる］…昭和四四年×月×日、△△［筆者注：患児の氏名］上腕骨骨折の治療中に発生した事故の損害賠償金として〇〇円を本日受領いたしました。これをもちまして…貴殿に対する請求は一切消滅したことを確認いたします［以下略］。…もうしまえ。いやだ。〉

また、冨江夫人も、門井氏からこの事件のことをよく聞いていたという。

冨江夫人〈最大の栗原整形の危機…。これはね、本当に大変だったらしいですよ。［事故が起こった後の］患者さんの送り迎え、うちのお父さん［筆者注：門井氏］がやったそうですから。…朝迎えに行ったりしてましたね。…すごい、注意は、このフォルクマンに対する注意はしてたんですけど。…すぐ、［すべての固定を］外さなきゃいけないんですよね。痛い痛いって言ったら、すぐ。〉

門井氏は、各所で複数の講演を行っている。ある時、柔道整復師に向けて、小児の肘関節骨折における牽引療法[9]について講演をしたことがあったという。

冨江夫人〈…その絵をうちの息子に描かせたりしたんで私もよく覚えてるんですけど。その時に、フォルクマンの拘縮はどうやって見分けるんですかって質問が出たらしいんですけど。「激痛だ」って答えたらしいんです。だから当然、〇〇先生にもわかってた〔はずなんだけど〕。〉

この話は、代々の栗原整形外科の柔道整復師に語り継がれている。筆者は以前、栗原氏がこの事故について語っていたことを覚えている。

> 事故を起こして、金で解決するんだったらいくらでも払えばいい。いくらでも一生懸命働いて返せばいい。でも、自分がつくってしまった腕の不自由な子どもが、自分の診療所の近くを走り回ってみろ。みんなが木登りをしているのにその子だけ下から見ている。みんなが鉄棒をしているのに、その子は鉄棒を握ることができない。君たちは、そんな子と一緒に生きていくことができるか。開業するとはそういうことだ。地域で生きるとはそういうことだ。君たちにその覚悟はあるのか。

まさにこの事故で、門井氏は栗原氏とともに「一夜にして現れ、一生治らない」事実を目の当たりにした。一夜にして子どもの上肢機能が廃絶し、二度と治らないという凄絶な修羅場を経験したのである。この時の経験は、医療に携わる者の厳しさとして、門井氏の血肉となった。

（6）門井氏の寄稿から

門井氏は、前章でふれた牧内氏が主宰する牧内整骨医学研究会の機関紙に巻頭言を寄せたことがある。「柔道整復師のあり方」と題された原稿中には、栗原氏と協働していた頃の二つの出来事について記されている（門井 一九九四：二）。

私は恩師栗原宏介先生と出会って三七年になります。……朝霞市に普通の住宅で開業され、二階は五人入院すると満床という状態でした。ある日診療も終わろうとした頃、近くに住むおばさんが尻もちをつき担ぎ込まれました。胸椎の圧迫骨折でした。その人は普段から高血圧症のところ痛みのため血圧も異常に上がり、表情にも苦痛を訴え、家族も不安を隠しきれない様子でした。その時二階の病室は折り悪しく満床で、とっさに院長は自分達親子四人が寝ている六畳の枕元に緊急入院させ、直ぐ点滴を始めました。間もなく患者の表情も柔らぎ〔原文ママ〕家族もほっとして帰って行きました。
……もちろん経過は順調でありました。

新しい診療所に移転して間もない二月頃のことであったと思います。〇さん〔筆者注：実際の原稿はイニシャル〕は七〇才半ばを過ぎたおじいさんで整形外科的疾患に肺炎を併発していました。重篤で痰が自力で切れない程の症状でありました。急拠〔原文ママ〕入院、身内の人達は多勢で駆けつけ待合室のストーブを囲んで夜通し心配顔で経過を見守っていました。院長は外来の治療が終わると入院室の前の廊下に待合室の長椅子を持ってきてそこで毛布で仮眠、付き添いの人には痰が絡んだ時は、私を遠慮なくすぐ起こしなさいと……。

栗原氏の、公私の隔てのない献身的な姿勢は、門井氏に多くの影響を与えた。この紙面で、門井氏はさらに、栗原氏の教えについて述べている。

院長は常々、医療とは、知識や技術ばかりではなく、一番大切なことは現に病に苦しんでいる人に手をさしのべる医療、即ち医師や医療従事者としての使命感以前に人間としての人間の生命に深い畏敬の念を持ちながら患者やその家族の立場に立って医療を行う心が大切で信頼を得ることであるとおっしゃっています。

「現に困っている患者」に何ができるのか。これは門井氏が弟子を育てるようになった後にも貫かれた、師としての栗原氏から受けた最大の薫陶であった。

（7）鳥山貞宜教授

栗原氏〈［鳥山］先生、うち開業して…人手もないしね、もう大変なんですよ、って言ったら、ああそうですか、私行きましょうか、なんて言って。お願いしますって言ったら、毎週［来てくれることになった］。〉

栗原氏が日本大学病院に勤務していた頃、同じ整形外科学教室に所属していた人物に、鳥山貞宜《さだよし》氏がいる。鳥山氏は、一九七九（昭和五四）年から一九九二（平成四）年の一四年にわたり日大医学部整形外科学教室の主任教授を務めたほか、日本整形外科学会の会長職を務めるなど、整形外科医界の重鎮であった。鳥山氏は、栗原氏と同じ一九二六（昭和元）年の生まれで、東京大学医学部を卒業後、東京大学医学部の講師を務めた後日本大学に移籍し、この時栗原氏と出会っている。鳥山氏は、栗原氏が開業したばかりの頃から、二〇〇九（平成二一）年、八三歳で亡くなる数年前まで、週に一度、栗原整形外科で診療を行っていた。門井氏は、鳥山氏にも多くの薫陶を受けている。そして門井氏は、鳥山氏の柔道整復師への印象にも大きな影響を与えている。

冨江夫人〈鳥山先生もその頃［門井氏が栗原整形に在籍していた頃から］いらっしゃってて、手術を一週間に二回ぐらいやってくれるんですよね。そうすると、鳥山先生は早稲田に住んでたので、手術が終わると［クルマで］送ってくんですよ。うちのお父さんが。その時にいろいろ聞くんですって。何聞いても、やっぱり［栗原氏と同じで］いいよっていう感じで。で、聞かないでいると、今日は何にもないの、とかって言われて。優しいんですってね。〉

冨江夫人〈で、一回だけね、こういう三角の［道路］標識に［クルマを］ぶつけて飛ばしたことがあるんですって。…そしたら、居眠り運転がやっぱり怖いっていうのもあるんでしょうけど、…今日は何にも聞くことないのって、話をするように仕向けてきて。（笑）〉

冨江夫人〈あごが外れると、患者さんって、［閉口できなくて］あわわわってなっちゃうじゃないですか。で、どっち側が外れてるかってわかるのはどうやればいいんですか、って［門井氏が鳥山氏に］言ったら、こうやって指をここへ入れて［両耳に示指（人さし指）を入れて］、こうやってやったとき［顎関節を口腔内から触知して下顎を動かす］に動かない方が外れてるんだとかって、そういう簡単なことを教えてくれるって。〉

鳥山氏の送迎の車内で、柔道整復師が鳥山氏に質問をする。これは鳥山氏が栗原整形外科での診療を辞めるまで、栗原整形外科での伝統であった。そして、この送迎は柔道整復師の中でも主任の特権でもあった。鳥山氏を駅や自宅に送迎する車内で、主任は、鳥山氏に様々な質問をぶつけることができたのである。筆者もわずかながら鳥山氏の薫陶を受けることができた一人である。鳥山氏に質問をすると、若僧の柔道整復師であった筆者に対しても丁寧に答えてくれ、時に「それは○○という本の○ページに書いてあると思いますよ」と教えてもくれた。その圧倒的な知と経験に畏敬の念を抱いたのを覚えている。

栗原氏と紀久子夫人も、鳥山氏が栗原整形外科に来ていた頃のことを語ってくれた。

栗原氏〈そう、鳥山先生がね、［診療が終わると］風呂入ってね、めし食って。…木の風呂でね、…中古買って置いてあったんだ。それを黙って入るんだよ。必ずだよ。めし食って、風呂入って、ビール飲んで、帰ってく。〉

紀久子夫人〈それを送ってくのが門井先生と塚田先生…その話もいろいろで。〉

栗原氏〈だから鳥山教授はうちでだいぶ洗脳されたと思うの。それまで接骨師の見方をね、…一段あれ［低い存在と］して…考えてたみたいだけど。うちに来てからね、門井先生の働きとかみんな見てね、全然、思いを変えたみたいね。だからあの人は、日本整形外科学会の会長やったりなんかしたでしょ。だからそれで、見方が違ってきたと思うしね。［柔道整復師のために］講演会をやってあげたりね、いろいろしてたもん。…洗脳されたって言葉じゃなくて、門井先生なんかの働き…鉤《こう》引《ひ》きなんかやってもらったわけだ。…この引き方だと、黙って我慢して辛いだろうけど…そういうのを見て、鳥山先生はね、気持ちが変わったんだと思うよ。〉

鉤引きとは、手術の際、切開部から術野を見やすくするために視界の妨げとなる組織を筋鉤などの器具を用いて展開する行為である。外科医は「鉤引きに始まり鉤引きに終わる」という言葉もある。器具を一定の強さで引く間、持ち直すことができないため、見た目以上に集中力と体力を要す重労働である。

また、述べてきたように、医師と柔道整復師の関係は、今も昔も難しい問題を多くはらむ。例えば、日本臨床整形外科医会は、この問題だけで複数の分厚い資料集を刊行しているくらいである（日本臨床整形外科医会 二〇〇〇、二〇〇四）。しかし、門井氏の仕事ぶりは、時の日本の整形外科の第一人者であった鳥山氏の柔道整復師に対する認識を変えさせた。門井氏が埼玉県柔道整復師会の生涯学習部長を務めていた時、鳥山氏を講演の講師として招いたこともあったという。また、鳥山氏の長男である鳥山正人氏が整形外科診療所を開業する時には柔道整復師を雇用し、当時の栗原整形外科の柔道整復師が派遣され、徒手整復をはじめとした保存療法の技術伝達を行っている。

二回目の取材時、冨江夫人からこのような逸話を聞いた。

冨江夫人〈もう手術の準備もできちゃってね、患者さんの。で、院長も鳥山先生も手術室に入ってるんだけど。突然、院長先生が手術室から手をこうやって［筆者注：手術時、手洗い後の術者が手を不潔にしないように回外位のまま肘を曲げる姿勢］出てきて、「鳥山教授がもう一回整復…門井先生にやってもらえ、やらせろって言ってるから、おまえ、やれ！」って言われて、やったことが何回かあるんですって。それがとってもありがたかったって。…手術する寸前の患者を、もう一度、門井先生に整復をやらせるんだって。…うれしかったって。ありがたかったって。〉

冨江夫人〈私、この前ね［一回目の取材時］、言おうかな、どうしようかなって思ったんですけど。…［門井氏の］妹もすごくよく覚えてて、八郎も…。あの、鳥山先生が柔整師向けの講演…いつの講演だったか…忘れちゃったんですけど。「門井先生は日本一の柔整師です」って言ってくださったんですって。それがもう、うれしくって。帰ってきてすぐ私たちに言ったし、妹にも…。私もこの間、ちょっと話そうかとも思ったんですけど、何だか［身内を誉めるのは恥ずかしくて］言いづらくて言わなかったんですけど。［門井氏の妹氏が］「妹が言ってたって言ってね！」って。（笑）〉

門井氏の骨接ぎの技は、時の整形外科医界の重鎮の認識をも変えさせた。鳥山氏をして「日本一の柔整師」と言わしめた門井氏は、確かな技と真摯な姿勢で、多くの患者を救った。技だけでなく、その人《ひと》もあったのであろう。

4　使命感を持って、命がけで、燃えてやれ
——門井整骨院院長として

栗原整形外科で六年半の修行を終え、門井氏は、埼玉県富士見市に門井整骨院を構えた。一九七一（昭和四六）年一〇月一日、門井氏三六歳の時である。

（1）「貴殿に仁術を見たり」

門井整骨院の開業時、このようなエピソードがあったという。

冨江夫人〈開業祝いにジョニ黒ってウイスキーが届いたんですけど。たぶん間違いないと思うんですけど、今の、あの有名になった谷田《たにた》[10]さん。はかり屋の。だからたぶん、栗原さんに患者で来てたんだと思うんですよ。で、うちが開業したっていうんで、お祝いを…。そこに名刺がついてて。そこにですね、私これすごい今でもよく覚えてるんですけど。祝、開業。貴殿…あなたじゃなかったと思うん

だけど、「貴殿に仁術を見たり」と一行書いてあったのが、非常に印象的で。…すごい言葉をもらっちゃったなあと思って、よく覚えてるんです。〉

門井氏にとっては、船出にあたって大きな励みとなる言葉であっただろう。骨接ぎの技だけでなく、その人も慕われるようになり、門井氏はようやく開業したのである。実に一五年を超える修行を経ての門出であった（図5）。

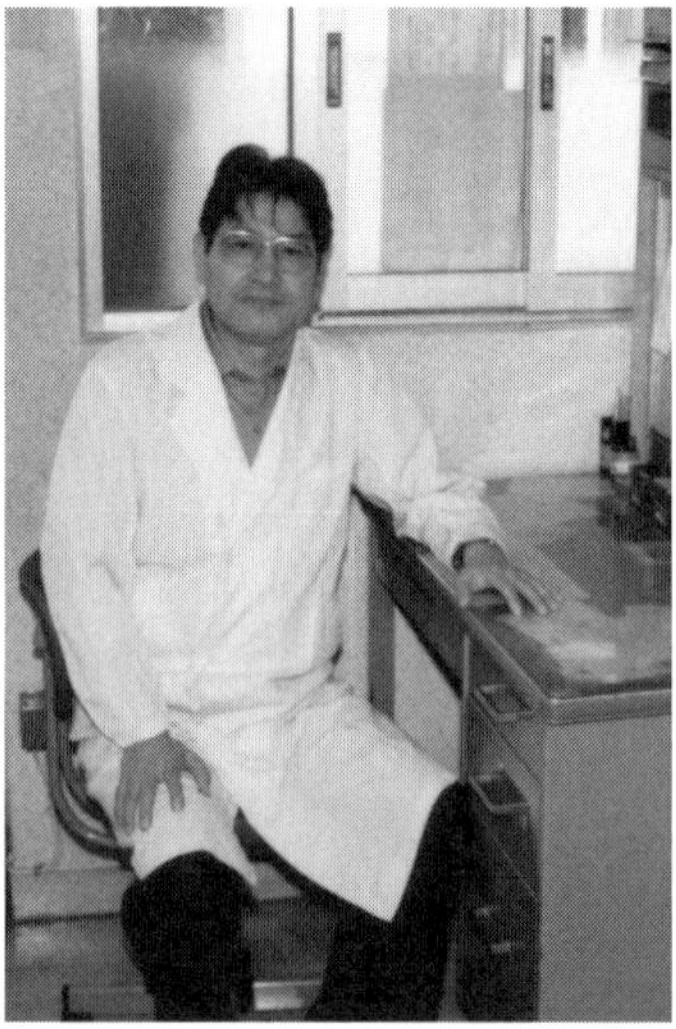

図5　院長として。多くの本を読み，多くのことを考える思索の人であった。

(2) 門前の小僧、習わぬ経を読む——家族の苦労

開業当初は、家族がずいぶん苦労したようである。冨江夫人と、長男で一人っ子である八郎氏の回顧から記す。なお、本項を構成する内容の多くは、取材後の雑談の中で語られたため録音が残っていない。そのため、当該部分は逐語録の引用という形式はとらない。

八郎氏は小学生の頃、しばしば接骨院の電話番をさせられた。門井氏の不在時に急患の連絡が入ったときは、「患部を冷やして動かさないようにしてください」などの指示を出していたという。その他にも、接骨院の日常的な雑用はほとんどこなせるようになってしまった。いずれも、門井氏の仕事を見たり、手

伝わされたりしているうちに覚えてしまったという。まさに「門前の小僧習わぬ経を読む」である。

もちろん、冨江夫人も八郎氏も、接骨院の助手の重要な任務である手持ちや足持ち、ギプス巻きも経験している。その際門井氏は、冨江夫人にも、まだ幼かった八郎氏にも「しっかり持ってろ！」と怒鳴りつけ、ギプス巻きが覚束ないと「下手くそ！　しっかり巻け！」と怒鳴ったという。八郎氏は、必死にギプスを巻きながら、「俺は小学生なのに、なぜギプスを巻くのが下手だと怒られているのだろう……」と思っていたと笑う。ほねつぎ職人であった門井氏には、助手が柔道整復師であろうがなかろうが、その道を志している者であろうがなかろうが、それどころか大人だろうが子どもだろうが関係なかった。ただ目の前の患者に全力を尽くすのみで、その場で患者に携わったすべての人々にもそれを要求した。取材時、冨江夫人と八郎氏の双方から、時々柔道整復師しか知らないような整復や症状に関する知識が語られることに驚いた。

ちなみに、冨江夫人によると、八郎氏は、小学五年生までは柔道整復師になりたいと言っていたというが、その後「やっぱり嫌だ」と言いだしたという。「うちに来ては悩みを打ち明ける先生も多かったし、小さいうちから知り過ぎちゃったのかもね」と冨江夫人は笑う。

（3）開業後の師弟関係

門井氏が開業してしばらくの間は、家族のほかに、栗原整形外科の後輩たちが修行に訪れ診療をサポートしていたという。栗原氏は、栗原整形外科に新しい柔道整復師が入職すると、すぐに門井氏のもとへ「勉強してこい」と送り出した。一定期間、門井氏のもとで骨接ぎの技と知識を勉強し、その後改めて栗原整形外科での修行に入る。栗原氏は門井氏に全幅の信頼を寄せていた。

同様に門井氏も栗原氏を慕い、信頼し続けた。このようなことがあったという。

冨江夫人〈［医師への紹介を要する患者が来院した時も］院長先生ひとすじで。他の先生にはなかなか患者さん回さないで。［近隣の］●●整形の先生なんかは、…△△先生の息子さんの結婚式…に行ったとき、医者のテーブルっていうのがあって…お医者さんばっかりだったらしいんですけど［門井氏の座席もその卓だった］。…●●先生が［近隣の医師たちや門井氏をクルマに］乗っけて帰ってきたらしいんですよね。で、テーブルも隣だったせいかね、散々言われたそうです。みんな…栗原整形に患者を回してるのか、一人くらいうちへ回してくれたっていいだろうってね、散々嫌味を言われたって言ってましたけど。だからきっと、周りの［医師の］先生には嫌われてたかなって、よく言ってました。〉

柔道整復師からの患者の紹介を露骨に嫌悪する医師も存在する現在、この逸話は医接連携のあり方を考えるうえで興味深い。また、門井整骨院が地域で果たしていた役割と、門井氏が栗原氏以外の医師からもほねつぎとして一目置かれる存在であったことがわかる。

また、門井氏は開業後、十二指腸潰瘍で手術、入院したことがある。門井氏が吐血し救急搬送された時、連絡を受けた栗原氏はすぐに駆けつけたという。そして、吐血して苦しんでいる門井氏に対しいたわりの言葉をかけるのではなく、「この大ばか者！」と怒鳴りつけたという。その後の手術の際も、わざわざ信頼している麻酔科医を連れてきて手術室に立ち会わせるなどした。厳しく接しつつも、門井氏が心配で仕方がなかった栗原氏の心中がうかがえる。

（4）見えない動きを見よ・徳を積め・職人であれ——弟子の育成

冨江夫人〈みんなもう、怖くて。お父さん怖いんだって。で、朝、治療室に入るときね、もうドキドキしながらドア開けるって言うんですよね。〉

誰に対しても謙虚で温厚な門井氏だが、弟子には鬼の顔を見せた。患者に関わるということは生半可な心構えではできないことで、そこには厳しさが伴わなければならない。門井氏は弟子たちに、厳しさを身を以て示した。

門井氏の最後の弟子で、門井氏が亡くなった後しばらく門井整骨院の院長を務めた知花誠氏に話を聞いた。知花氏は高校卒業後沖縄から上京し、柔道整復師養成校に進学、同時に門井整骨院に入門した。一八歳、学生時代から門井氏に師事した生粋の弟子である。

知花氏〈［門井氏の］固定技術の中でいちばん感動したのが、ハンギングキャスト[11]なんですけど。最初見たときに、なんだこれは、って。〉

ハンギングキャストはかつて柔道整復師が汎用した治療法である（図6）。骨折治療の原則に拠らず、経時的に固定を利用しながら整復するという特殊な治療法であるため、経験と、患者ごとの微調整が特に要求される技術である。

知花氏〈それを見たぐらいのときから、よく［門井］院長に言われてた三つがあって。見えないところの動き。…徳を積め。そこはちょっと…難しいんで、［まだ］わかってないんですけども。で、結局は、最終的には、われわれは職人なんだと。〉

柔道整復師の骨接ぎの技術は、皮膚の上から「見えないところ」へアプローチしていく。骨折や脱臼へのアプローチだけではなく、多くの痛みは、様々な要素が複雑に絡まり合って起こっている。門井氏は弟子たちに、「見えないところ」を見ることの重要性を伝えた。そして、具体的な治療に関してだけではなく、普段の仕事でも「見えないところ」を大切にせよと伝えた。また、「徳を積む」ことは、技術を磨くことと表裏一体であることも、身を以て伝え続けた。最後は「この人に治してもらいたい」という職人であれと教えたのである。

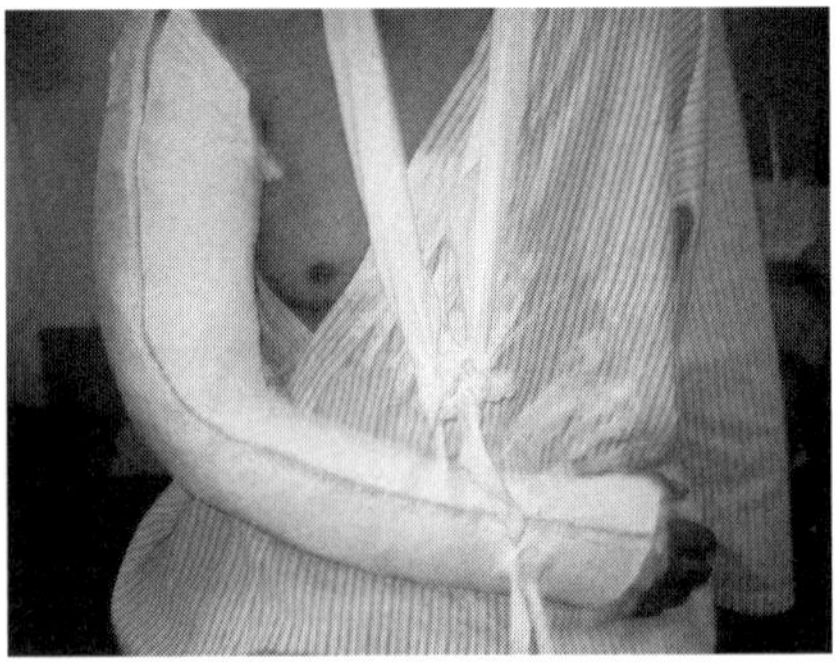

図6　ハンギングキャスト。名前のとおり，首からキャストを吊り下げ，上肢とキャストの重さで上腕骨外科頸骨折や上腕骨骨幹部骨折の経時的整復をはかる。

知花氏〈しょっちゅう怒られてました。最後の最後まで怒られてました。［いちばん怒られるのは］さっき言った、見えないところの動きなんですけれども。［修行時代の門井氏が栗原氏の診察に］聞き耳を立ててたって…そういうところだったりとか。あと、この仕事をどこまでやれば満足して終われるかっていうところで、満足してるおまえがだめだ、って。きっちりこなすだけだったら誰でもできる、と。そういうところです。その時に合わせて、おまえは何ができるんだ、っていうことも。〉

門井氏は弟子に、治療だけではなく周辺的ないわゆる雑用にも精魂を込めることを教えた。

知花氏〈スリッパひとつ拭くのにも、あと、油紙［に糸を］を通す[12]やつとかも。僕はやられたことなかったですけど、…［同僚が油紙に］針を通したときに、あ、これはだめだって言って、全部バッて引きちぎられてゴミ箱に捨てられたりとか。…すみっこのすみっこに［糸を］通さないとだめだっていうことらしいんですけど、ちょっと［門井氏が思った中心よりも］内側に入って…。で、それ見て。…五〇〇枚ぐらい連らなってるのを、全部バッと引きちぎって、捨てちゃった。〉

冨江夫人〈普段のそういう気の遣い方とか、神経の張り方っていうのは厳しかったんでしょうね。だから、こっちのことやっててもあっちのことに耳を貸してなきゃいけないだとかって。結構うるさかったよね。（笑）〉

柔道整復師の資格取得者は、痛みへのアプローチの選択肢を増やすために、さらに鍼灸師資格の取得を目指す者も多い。知花氏も柔道整復師の資格取得後、鍼灸師の養成校に進学したいと申し出た。

知花氏〈［柔道整復学校を］卒業して、鍼灸も取りたいっていう気持ちだったんで、鍼灸学校に通わせてくださいって言ったら、一年待てって言われて。［資格を取得してすぐの］この一年が大事なんだっていうことで。〉

冨江夫人〈行かせてくれないんですよね。…大学出てきた人は年齢的にしようがないかな、って…すぐ行かせちゃうんですけど。高卒の人は、一年ゆっくりやらせたいっていうのがあって。〉

知花氏〈［でも、師のその判断は］良かったですね。全然違いましたね。〉

知花氏はしばらく、門井氏亡き後の門井整骨院の屋台骨となり、数年前に自らの接骨院を興した。取材に行った日も、休診日であるにもかかわらず患者を呼び治療していた。

門井氏の最後の弟子である知花氏について、冨江夫人はこう言う。

冨江夫人〈でもね…いちばんかわいそうなの。お父さん［筆者注：門井氏］といちばん短い期間しか、お父さんから教われなかったっていうのが、非常に私、かわいそうで。〉

冨江夫人はそう声を落としたが、一八歳で上京し「最後の最後まで怒られていた」若者は、立派なほねつぎとなり師の跡を継いでいた。

取材後、冨江夫人から、門井氏の弟子で、現在開業している松崎氏と宇野氏が門井邸を訪問した折のエピソードが寄せられた。両氏は、門井氏からよく「使命感を持って、命がけで、燃えてやれ」と言われたという。冨江夫人も「この三フレーズをどの弟子にも言っていた」と述懐する。また両氏は、「三日でプロになれ」とも教えられたという。宇野氏は、開業してすぐにその意味が理解できたと語り、松崎氏は自身が弟子を育てるようになってから、門井氏が弟子に傾けた情熱が半端なものではなかったことを知ったという。また、門井氏から見れば「孫弟子」を持った松崎氏は、このように語っていたという。

冨江夫人〈…弟子を持ってわかったのは、弟子の教育をやってるんだけど、弟子がなかなか自分が言ったことをわかんなかったり、ついてきてくれなかったりするとね、もう、嫌になっちゃう…もうこれまでかなってあきらめちゃうっていうか。…門井先生はとことん、叱りながらでも怒鳴りながらでも…［師として向き合ってくれた］。僕にはできなかったですって言ったんですよね。〉

人を育てるのは根気の要る作業である。まして人の身体に関わる職業人を育てるとなれば、技だけでなくその心がまえから育てなければならない。門井氏は妥協することなく、厳しく弟子に接した。また、弟子に対しては、親から預かっている大切な子どもたちなのだから、将来食っていけるように一人前に育てなければならないという思いも相当強かったという。

「使命感を持って、命がけで、燃えてやれ」。

これが弟子に最も伝えたかった、門井氏の信念であった（図7）。

（5）門井整骨院「夜の部」と柔道整復師会での役職

門井氏は世話好きで、来客を歓迎する情に篤い人物であった。開業後間もなくから栗原整形外科の後輩の相談に乗り、例えば開業を希望する後輩とはともに開業の場所探しに奔走し、開業のノウハウを伝授するなどした。栗原整形外科で栗原氏に雷を落とされた後輩が、その足で門井氏を訪ねてくることも度々あった。その時は、栗原氏から門井氏に「誰某が行くと思うからよろしく頼む」と電話があったという。

また、後輩に限らず、同業者からの信頼も篤かった。仕事や治療の相談のほか、恋愛、結婚をはじめプライベートな相談など、夜になると様々な者が門井氏を慕って門井邸を訪れた。毎晩サロンのように様々な柔道整復師の出入りがあり、「門井整骨院は昼の部と夜の部があるのですね」と言われるほどであった。狭い家に多くの柔道整復師が出入りし、当時幼かった八郎氏も、顔と名前を覚え親しく話した人物がいた

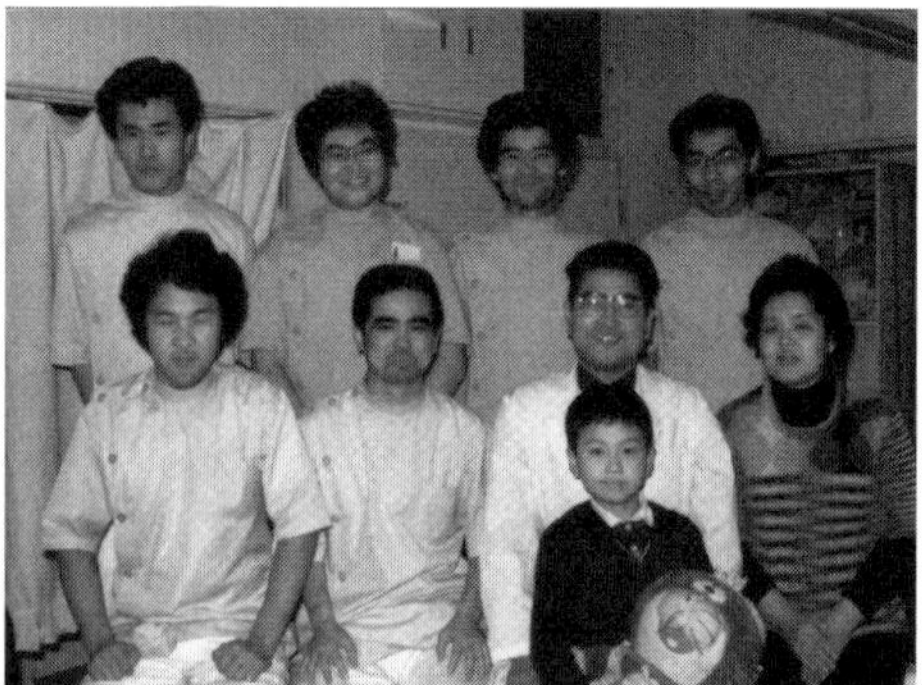

図7　血気盛んな頃の門井氏と家族，そして弟子たち。その背中から，弟子たちは多くの学びを授けられた。

ことを覚えているという。このように夜も忙しかった状態は二〇年以上続いたと冨江夫人は振り返る。

門井氏の周囲は、昼も夜もいつも人であふれていた。柔道整復師として信頼されるだけでなく、その人柄に多くの人々が集まった。門井整骨院「夜の部」で、門井氏から人生の大切なことを教わった者も多い。また、来客を迎え入れ、帰宅するまで面倒をみた冨江夫人の苦労も想像に難くない。

人望の篤い門井氏は、埼玉県の柔道整復師の職能団体である埼玉県柔道整復師会（旧称・埼玉県接骨師会）の役職も歴任した。門井氏は、自分の役職のことより、常に柔道整復師の社会的な地位のことを気にしていたという。門井氏には、柔道整復師はもっと評価されるべき職業であるという自負があったのだろう。

冨江夫人〈接骨師会の役も長いことやりましたね。最初は学術部員から始まったのかな。…支部の役は、副会長まで。県の仕事の方が長かったんですね。で、…学術部長をやって、生涯学習部長をやって、経理部長もやったんですよ。…［経理部長は］一期で辞めちゃったんですけど。〉

冨江夫人〈それから監事になって。その後、相談役。で、相談役をやっているときに、腎臓悪くなっちゃって、透析が始まったんですよね。…しばらくして、こんな体じゃ、相談役、いい仕事できないから…辞めるって言った時、［当時の埼玉県接骨師会の会長が］辞めないでくれ、ってね。途中で辞めたりすると、いろんなこと疑われて、噂が立ったりすると俺も困るんでって言われたんですけど、辞めちゃったのね。で、周りから、役は死ぬまでやってる方がいいとかっていう先生もいたんですけ

ど、辞めたんですよね。〉

相談役はいわば引退後の名誉職であり、その座に亡くなるまで鎮座する「ご隠居」も多いが、門井氏はそうではなく、役職なりの仕事をしっかりと行いたいと考えていた。名前だけのお飾りの名誉職など、門井氏には不要だった。

5 栗原氏の魂を受け継ぐ

——職業観など

本節では、門井氏にとって柔道整復師という仕事がどのようなものであったのか、職業観などについて考察する。述べてきたように、特にプロフェッショナリズム professionalism に関する部分について、門井氏は、師である栗原氏から大きな薫陶を受けていた。

（1）柔道整復師は武器を持たない武士

栗原氏〈柔整っていう…職業のね、門井先生の感じ方、見方…医者としてやりたかったと思うんですよ。…できないからしようがない、柔整で何が悪いって思うけど、やっぱり柔整っていうのと医者というのとの、その差ね。それをいつも感じてたと思う。〉

栗原氏は、柔道整復師である門井氏が医師である栗原氏と協働する中で、医者になりたいと思っていたのではないかと言う。しかし栗原氏は、門井氏が医師と柔道整復師の差異を実感していたからこそ柔道整復師として大成したのではないかとも言う。

栗原氏〈…医者っていうのはいざとなったら、切ってみようとか、そういう逃げ道があったわけですよ。…［柔道整復師には］それがなかったよね。だけども、それがないために、自分たちは柔整だっていうね、武器がないその心構えっていうのは、医者なんかとは全然違うと思う。それは心の中に持ってる悔しさもあるでしょうし、それから、自分たちは…生身の人間を傷つけちゃいけないんだ、かたわにしちゃいけないんだってことを、常に頭に入れながらやってる。…医者は…切って、ほら、…［手術したから］いいんだって思ってるかもしれんけど、どんな結果になったってね。今の医者は甘いしね。だから僕は柔整師ってのはね、銃を持たないあれ［武士］と同じだと思ってんの。武器を持たない。〉

栗原氏はこの語りの前に、諸説あるが武器を持たない平和国家（薩摩から武装を禁じられていた史実があるが、本書ではふれない）とされていた琉球王国と、「切れ物」を持っているだけで罰せられた台湾の例えを語っている。その中で、武士が例外的に刀や銃を持ったという史実についてふれており、この語りにおける「あれ」は「武士」を指すと思われる。腕一本で勝負する門井氏は、栗原氏には武器を持たない

武士に映った。(13)

一方、冨江夫人と八郎氏は、異なる見方をしている。

冨江夫人〈医者になりたいと思ったことはないんじゃないかっていうのが、私と八郎の意見なんです。なぜかって言うと、…まだ〔門井氏の〕妹の結婚式の前、〔私も〕結婚する前の話なんですけど。どういうわけか、うちの人の話を、よく会うとしたんですよ。その中で、兄〔筆者注：門井氏〕はね、「骨折や脱臼を無血で治すっていうのはひとつの芸術だ」って言ってたんですって。で、「俺はほねつぎとして地域に、社会に貢献したい」って、うちの兄、言ってるのよって…何回か聞かされたんですよ。…だからもう、若い頃から、ほねつぎには誇りを持ってたのかなって気がします。〉

冨江夫人〈それで私もね、じゃ、付き合ってみようかなって。（笑）で、結婚に踏み切っちゃったんですよ。だから私ね、自分にもお手伝いできるかもしれないと思ったんで、弟子の世話も…三三年も、まかないもできたのかなって。自分の子どもは放っぽり出してやっちゃったのかなって。（笑）〉

（2）プロフェッショナリズム

紀久子夫人〈〔栗原氏は〕本当にもう、他のことは一切見えない人ね。治療のことだけ。〉

栗原氏〈医者バカだったな、本当に。もうそれしか見えないんだもん。〉

栗原氏は、自身の医師としての人生を振り返り、こう語っている。

栗原氏〈俺、何回死んじまおう、これだめだ、もう医者辞める、と思ったりなんかしたことか。…まあ今だから貫いたって［言えるけど］。俺その時、本当にもうだめだ、俺なんかだめだ、医者なんかだめなんだって思った。何べん思ったかわかんないな。〉

栗原氏〈僕なんか、人に話すようなことはないけど、医者であるがゆえに決心したこと…やっぱり俺は辞めなきゃいけないって思ったこともね、何回かありましたよね。…大学なんかで手術した後、メスの入れ方が違ったんじゃないか、もっと勉強してればよかったなんていうこと、ありますもん。本当に、患者さん［の生身を］…切るんだからね。もっと勉強してたら、あんな切り方じゃなくてこういうのがあったのにって思うことがある。もうその時は…［無事に］治ってくれればいいなと思いながら、一週間か十日、じーっと、だまーってね。…もう俺は医者を辞めんとだめだな、罰せられるとかなんかじゃなくて、自分の、医者の良心にあれして［鑑みて］、自分は医者に向いてないと…思ったことがありますけどね。〉

門井氏は医師として苦悩する栗原氏の傍らで、医療人として、またプロフェッショナルとしての魂を学び取っていたと思われる。その魂は、門井氏が患者と対峙する時の厳しさへとつながっていく。

栗原氏は、多くの柔道整復師に対して、患者さんには必ず「おみやげ」を持たせて帰せと指導した。

今日治療に来て、すべての痛みは取れなかったけれど少しだけ楽になった、痛みは変わらないけど看護師さんが親切だったとか、あの先生と話ができて楽しかったとか、とにかく何でもいいからおみやげを持たせて帰しなさい。

栗原氏〈治療をした以上はね、その患者さんにね、医者は絶対の負い目があるんだよ。どんな患者でも。麻痺がきたりね、痛みが取れなくて狂い回って…。診た以上は絶対…その人に…気づかない何か、主訴の他にも起きてることがあるんですよ。…それを謙虚に、おみやげ物を持たせて…喜んだところを見て帰すのがいいんだよ。〉

さらに栗原氏は、医療機関でよく聞かれる「異常ありません」と何も施さずに帰すことを〈それがいちばん悪い〉と語った。

現在、栗原整形外科は、栗原氏の長男である栗原友介氏が院長を務めている。栗原氏の生前に順調に代替わりをしたが、紀久子夫人はふとこんなことを語った。

紀久子夫人〈この頃は［診療するのは］友介先生だけだから…［栗原名誉院長と］友介は直接親子だ

けど、そういうあれ［患者に対しての心構えや開業医としての姿勢］はそんなにも聞いてないと思うのね。だから本当は門井先生が生きててくれてね、そういうのを門井先生から友介に伝えてほしかったなあと、私はいつも思いますね。〉

門井氏は栗原家の二男、友介氏と健二氏を幼少期からよく知っている。

紀久子夫人〈［門井氏に］友介と健二を外で遊ばせてやってちょうだいって言っといて、鳥山先生の夕飯作ったり…。〉

この他にも、生前の門井氏はよく、昼休みに栗原家の子どもたちと「朝霞テック」という遊園地のプールに行った話や、その時に栗原氏が水面に浮いてきた友介少年と健二少年の頭を竹刀でひっぱたき、泣いてしまったのを慰めた話などを、本当に楽しそうに話してくれた。紀久子夫人は、栗原氏の精神を、最も色濃く正確に継承した門井氏を介して二代目である友介氏に伝わることを望んでいたのである。

(3) 直　感

八郎氏〈おやじがよく言ってたのは、直感だよね。〉
冨江夫人〈そうそう。〉

八郎氏は現在、心理カウンセラーとして活躍中である。柔道整復師として父を継ぐことはなかったが、仕事をしていて、父の言葉の真実を実感することがあるという。

八郎氏〈［大学時代の恩師にも］直感を磨けって、…僕、心理の方、精神分析の分野に行っても、まったく…同じこと言われてますね。直感磨いてって。大学の恩師にも、あの、理屈はどうでもいいから、勉強は合間にしてください。それだったら、直感磨いてくださいって言われてますね。…なんとなくは、ちょっとわかるようには。…直感磨けっていうのは、ほとんど職人世界と同じなんだな、って。〉

――それを言語化できないんですよね。それは［言語化する］技術がないからできないとかじゃなくて、本当に言葉にできない。だからさっきの、「ぐじゃぐじゃやってたら」の「ぐじゃぐじゃ」って、本当の「ぐじゃぐじゃ」［筆者注：適当にいじっていたら偶然、という意］じゃないんですよね。経験［の成せる業］。〉

八郎氏〈僕、もともと人類学にいたんで、それこそこういうライフヒストリーを聞かせてもらう側だったんですけど、やっぱ僕、職人の人とか好きなんですけど、…おやじの影響だと思うんですけど。…職人の人は…直感と、あとオーラル・トラディション[14]ですよね。…何かきっと、おやじなりに、何かつかんでたんだと思いますけどね。〉

直感を駆使して治療にあたること。この直感は言語化できないため、マニュアルとして伝えることはできない。したがって直感を磨くには「見えないところ」を見ようとする努力をしなければならない。これが弟子に対する「見えないところを見よ」という教えに直結していく。

（4）お父さんの勲章

八郎氏は、生前の門井氏にこのように問いかけたことがあったという。

冨江夫人〈八郎が前に言ったことで、ほねつぎも、医者の真似みたいに…やらなくてもよかったんじゃないかって。その技術をずっと…伝えていけば残ってたんじゃないのかな、って言ったような気が。〉

八郎氏〈言ったことあるよ。おやじが取り組んでたこと［技術の理論化やほねつぎの社会的地位の向上など］を、否定するつもりは全然ないですけど。でも、言った後に、俺、おやじが取り組んでたことを…逆のことを言って、何か悪いことを言っちゃったかなと思って。おやじはやっぱり、苦労してるから。ほねつぎの人たちの立場とか、地位とか、そういうのもちゃんとしたいっていう気持ちは間違いなくあって。〉

門井氏は伝統的な接骨院で確かな骨接ぎの技術を身につけ、その後栗原氏と出会うことで外科の知識を身につけ、さらに骨接ぎの技術と魂を磨き、その豊かな英知を最大限に発揮し、多くの弟子を育てた。そして亡くなる直前まで柔道整復師の未来を憂いていた。そばにいた冨江夫人はこう言う。

冨江夫人〈すごい時代になっちゃたから。正統派じゃない先生がいっぱいいらっしゃるから、それが困っちゃうのよね。〉

冨江夫人がこのように語るということは、生前の門井氏は、「正統派ではない」柔道整復師が増えている、つまり多くのほねつぎが骨接ぎを放棄するようになった現状を憂いていたということである。

――本当に、お元気な時に話を聞きたかったですね。

冨江夫人〈でもね、きっと本人は照れちゃって、あんまり喋んないかもわかんない。でもね、ほねつぎのことは、いつも、その…地位だとか、そういうのは心配してましたね。〉

二〇一一（平成二三）年一〇月一一日、門井氏は柔道整復師の行く末を案じながら旅立った。葬儀では、栗原氏が弔辞を読み上げた。

「君の弔辞を読むことになるとは思わなかった」。

栗原氏にとって門井氏は、弟子であり、そして戦友でもあっただろう。当時八五歳で、なお現役の医師であった栗原氏からすれば、「おまえ、まだ頑張れただろう」という気持ちが大きかったのではないだろうか。栗原氏の言葉の端々からは、「豪傑」の喪失を悔しく思う気持ちがにじみ出ていたように感じられた。

冨江夫人〈私ね、ずっとね…タニタさんの言葉と鳥山教授に言われた言葉はお父さんの勲章だなあって。ずっと思ってました。〉

「貴殿に仁術を見たり」
「日本一の柔整師」
この二つの言葉は、ほねつぎに情熱と生涯を捧げ、至誠を貫いた門井氏の「勲章」であった。

コラム

ほねつぎの息子、かく語りき

いわば「骨職人」である門井氏の傍らで育った、人類学を修め、そして柔道整復師ではない八郎氏の見解は示唆に富む。

八郎氏〈…僕が人類学を…勉強し始めた頃だったと思うんだけど、結局…伝統芸能が瓦解してっちゃうのはいろんな理由があるんですけど、ひとつはやっぱり、大きく言うと、知性化の方にグッと傾くと、…瓦解してくことが多いな、と。だから、儲からないし、特に地位も上がらないかもしれないけれど…細い線みたいにはなっちゃうんだけど、マーケットみたいには全然広がらないんだけど、細い線みたいになっちゃってる方が…本質的なものは何とか残っていく、みたいな。…やってる人は本当に大変だから…何らかのサポートはあるべきだとは思うんですけど。〉

八郎氏〈そういうデータ、データっていう言葉が適切かわかんないですけど、…［ほねつぎの］文化っていうのも、いったん…格納して、それがまたいつかどこかで展開できるような形で残るといいのかなって。これ、チベット仏教はこのパターンなんですよ。チベット仏教のお経って、そういう思想らしいんですよ。テルトン［筆者注：埋蔵経発掘者］…埋蔵経っていう概念があるんですけど、お経っていうのは常にバージョンアップしてかなきゃだめなんだと。…その時その時の波動に合ったものに書き換えないと意味がないっていう。後生大事に「最初のお経はこうだから」ってんで、それを学べばお経を学んだことにはならない。…いろんな歴史的な変遷…廃仏毀釈の時代もあるから、それこそ物理的に、もう、もろ埋蔵経ですよね。埋めてなんとか残そうっていう意味での埋蔵経もあるし。常に…本質ってのは埋蔵されてる状態なんだと。で、それをいかに二一世紀のゼロ年代だったら、どう引っ張ってくるかとか。あるいは世紀末の一九九〇年代だったらどう引っ張ってくるかっていう、常にそこを対話して、その時その時のお経を作り上げることが本当のお経なんだ、みたいな。…伝統芸能系の人たちは、［このような文化の保存形態を］作ってくしかないかな、と。〉

さらに、ほねつぎの「技」についての言及を紹介する。

八郎氏〈［職人の世界には］データ化されたマニュアルって、だいたいないんですよね。ああいう伝統分野は、そういうのをなんとか残す必要があるから、今のご時勢だとみんな残そうって言って。一応、データ化してみようってするんだけど、…データ化すればするほど、その直感に関わるとこってだいたい抜け落ちてく感じで。なんかこう、そんなことないデータもきっとあるとは思うんだけど、悪い言い方すれば…出がらしが残っちゃう感じなんだよね。たぶんああいうのって、抽象的、それこそ言葉にできないですけど、「生き物」なんだと思うんですよね。その「生き物」と、修行してる時に触れられるかどうかで、たぶんその人が立派な職人さんになるかとか、整復師になるかとか、心理士になるかって決まってくるのかなって。…データ化すると…難しいとこですよね、［そういうことをしようとする人たちは］気持ちとしてはわかるんですけど。データ化して、そのデータを手がかりに、…抜け落ちてるところをどう伝えてくか。…それは相当難しいいんだなっていう感じでしょうね。〉

稲川〈…それで、じゃあ、データ化したもので、みんなが同じようにやったら、近いものはできるんだけどもうひと押しの、これが名人作だよな、っていうのが絶対に出せないっていう。で、もうその領域でしたよね。門井先生は。〉

6　門井伸夫というほねつぎ

門井氏は、大学受験に失敗したことで大きな挫折を経験した。その後、その挫折を原動力として「二倍の努力」をし、その結果「人並み外れた我慢強さ」を身につけた。そして石井氏のもとでほねつぎとしての基礎的な技術を身につけ、いわば医療未開の地であった当時の沖縄でつらい思いをしながらも多くの修羅場を経験し、腕を磨いた。そして栗原氏の指導を受けながら協働することで外科の素養を身につけ、より高次な保存療法の技を獲得するに至った。

門井氏の歩みの独自な点は、門井氏のあこがれの対象が柔道整復師ではなく医師であったという点であろう。門井氏はほねつぎとして、栗原氏の片腕として活躍した。自らの接骨院を構えた後も栗原氏を敬い、慕い続けた。栗原氏は、門井氏が「医者としてやりたかったんじゃないか」と述懐したが、門井氏は自分が医師ではなく柔道整復師であったとしても、「栗原氏のようになりたい」と願ったのではないか。述べたように、正統的周辺参加論では、最終的な具体的到達点を「ああいう人（たち）になる」、学習の動機を「ああいう人（たち）になりたい」という願望として捉える。自分にも患者にも厳しく、常に学び続け、正確に患者を治癒に導く栗原氏の技と姿勢は、門井氏にとってあこがれであった。また、栗原氏も門井氏の骨接ぎの技と人を信頼し、「なるべくメスを排除しよう」という理念の実現に向けて邁進した。この医師と柔道整復師の双翼は、それぞれのふさわしい能力を以て応答する責任を果たし、多くの患者を救ってきた。栗原氏と門井氏の関係は、お互いの領分をわきまえ、それぞれの職能への尊敬を基盤としながら補完しあう理想的な医接連携の姿であった。

　やがて、栗原氏と門井氏のもとには、共鳴する柔道整復師の若者が集まり、ひとつの共同体が形成された。その共同体の中で、英知やハビトゥスは脈々と受け継がれ現在に至る。独立した後も、門井氏は弟子たちに「使命感を持って、命がけで、燃えてやれ」「職人であれ」と伝え続けた。謙虚に直感を磨き続けたほねつぎの生き様は、弟子たちと栗原整形外科の後進へと受け継がれている。

（1）猪熊功氏のことだと思われる。猪熊功：一九三八（昭和一三）年生～二〇〇一（平成一三）年没。数少ない柔道三冠（全日本選手権、世界選手権、オリンピック）を達成した稀代の柔道家である。

（2）三井伸夫氏：日本大学医学部卒業の外科医で、三井病院の初代院長。現在の三井病院は、病床数七七床の地域中核病院である。冨江夫人は門井氏と結婚してすぐに三井氏のフルネームを知り、「門井伸夫」と一字違いであったことに驚いたという。

（3）栗原宏介医師の呼称について：栗原整形外科の初代院長であったため、名誉院長となったのち、また没後も栗原氏のことを「院長」と呼ぶ関係者が多い。現在の院長は二代目の栗原友介医師である。

（4）四戸録郎氏：当時、東京都練馬区で開業していた柔道整復師。四戸氏と同じ練馬区で開業している牧内氏によると、四戸氏は青森県出身、年齢は牧内氏のふた回り上。八四歳で没。会社を経営していたが倒産し、牧内氏よりも二～三年前に練馬区大泉で接骨院を開業した。「大泉の赤ひげ」と呼ばれ、経済的に困窮している者からは治療費をとらなかったという。

（5）仮骨：骨折や骨欠損とともに出血が起こり、また周囲の浮腫によって血腫を形成する。この血腫が骨折端間を充たし凝塊を形成する。この凝塊の中に線維芽細胞と毛細血管が浸潤し肉芽組織となり、骨折端とその周囲に石灰が沈着し、仮骨が形成される。つまり、骨折時の血腫が骨折部をつなぐための新しい骨（仮骨）を作り出す基盤となる。仮骨は最初は幼弱だが、日数の経過とともに強度を増す。

（6）脊椎カリエス：結核性脊椎炎。脊椎の中では胸椎に発症するものが最多。椎体が侵されるものが大半を占め、脊椎の後方部分を形成する横突起、椎弓、関節突起、棘突起などは侵されにくい。したがって脊椎前方の椎体のみ圧潰され、罹患部は特徴ある限局した後彎を呈し、尖るように後方に突出することが多く角状後弯（亀背）と呼称される。

（7）ギプスベッド：結核患者の激減に伴い、現在ではほとんどの医療機関で廃れてしまった。しかし、栗原整形外科では、ごく最近まで、脊椎の圧迫骨折患者の就寝時の補助として用いるために、昔ながらの方法でギプスベッドを作成していた。また、三浦綾子の自伝的小説『道ありき』において、結核と闘病する主人公が最愛の人の死を知り、ギプスベッド上で動けないまま号泣する場面は有名である。

（8）フォルクマン拘縮：上腕、肘、前腕の骨折や挫傷などの外傷後に起こる阻血性拘縮。前腕筋群、特に屈筋群の急激な壊死変性が起こり、後に手に特有な拘縮変形を来し重度の機能障害をもたらす。外傷に引き続いて起こる筋や神経の血行障害が病因として考えられている。初期典型例では前腕の腫脹と痛み、橈骨動脈の拍動の欠如、手指の蒼白、知覚障害、運動麻痺の五つのP（pain、pulselessness、pallor、paresthesia、paralysis）と呼ばれる症状があるが、五つ揃わないことも多い。筋の変性による手関節の屈曲（掌屈）拘縮とともに、手は鷲手変形を示し、特有な肢位を呈するようになる。若年者、特に小児に多く、上腕骨顆上骨折、前腕部骨折、肘関節脱臼の受傷後などに発生することが多い。この拘縮は、いったん完成してしまうと多くは重症で、いかなる治療も無力に近いためその発生の予防が大切である。急性期に本症と診断されれば直ちに筋膜切開を行う（『医学大辞典』）。

（9）小児の肘関節骨折における牽引療法：小児の肘関節部骨折のうち、特に上腕骨顆上骨折は著しい腫脹をきたす骨折である。この骨折の固定肢位は、肘関節屈曲九〇～一〇〇度かつ回内位とするため、さらなる循環障害を惹起しやすい。そのため最初はあえて固定せず、背臥位で肘関節伸展位とし、持続牽引を加えつつ骨片の位置を整える治療法。循環障害の予防に有効である。

(10) 谷田さん：東京都板橋区に本社を置く、大手計量・計測機器メーカー「タニタ」の創業者である谷田《たにだ》五八士《いわじ》氏。一九二三（大正一二）年にシガレットケース、貴金属宝飾品製造販売などを目的に谷田氏が創業した谷田賀良倶商店が発祥。一九五九（昭和三四）年、日本初の家庭用体重計「ヘルスメーター」を製造・販売を開始し、一九八六（昭和六一）年に現在の株式会社タニタに商号を変更している。創業者の姓は「たにだ」であるが、同族経営の閉鎖的なイメージを嫌い、屋号は「タニタ」とした。門井氏と創業者の谷田氏とは、谷田氏が亡くなるまで年賀状のやりとりが続いていたという。

(11) ハンギングキャスト hanging cast：吊り下げキャスト法。上腕骨外科頸骨折や上腕骨骨幹部骨折に適応がある。上腕近位部から手関節部までギプスなどのキャスト材で固定し、三角巾ではなく紐で首から吊る。骨折治療の原則である上下二関節固定に拠らない機能的治療法で、一九三三年にキャルドウェル Caldwell により考案された。牧内氏も得意とした治療法である。

(12) 油紙に糸を通す：接骨院では、ガーゼに、黄蘗《おうばく》や接骨木《にわとこ》などの成分を含ませた薬剤を塗布した湿布を用いる際、水分が染みないように油紙（亜麻仁油紙）を併用することが多い。油紙を所定の大きさにカットし、重ねて糸で束ねて一枚ずつちぎってすぐに使えるようにしておくことは、多くの接骨院で「でっち」の仕事であった。現在の多くの接骨院では、手製の湿布を用いることは激減し、市販の湿布を用いることが増えたため、接骨院でオレンジ色の油紙が吊られている昔ながらの光景はあまり見られなくなった。

(13) この時、栗原氏と紀久子夫人の間でこのようなやりとりがなされた。

紀久子夫人〈武器を持ったら、自分の〔命を賭けて向き合わなくても〕…相手を傷つけることができるようになるでしょ。だから私は…武器を持つってことは、自分の命をあてにしなくても、この武器で相手をやられる〔傷つけるこ

とができる］っていう［ことになると思う］。〉

栗原氏〈そりゃそうだよ。武器の効用だよな。武器の持ち方。武器を持つ人の心構え。それから武器の無い人の心構え。〉

紀久子夫人〈心構えがちゃんとあればいいけどね。心構えなしに［武器を］持たされたら大変なことになるんですよね。…怖いことですよね、自由、自由ってのはいかに怖いことかと最近思いますよ。人間がそばに行かなくても、その武器を使えば相手を殺されるっていう武器が作られたっていうのは、人類の悲劇だなって私は思うのね。科学の発達でね。まあ、どんどん人間はいろんなことを考えるから、それは進歩ではあるけど、反対に考えたら怖いことだなと思いますよね。〉

（14） オーラル・トラディション oral tradition：口承、口碑、口伝。口から口へと語り（時に歌い）伝えられてきたもの。

第5章　教育学的ほねつぎ論

1　柔道整復師と正統的周辺参加論

（1）「ああいう人たちになりたい」——柔道整復師の共同体における正統的周辺参加

正統的周辺参加とは、文化人類学者のレイヴとウェンガーが提唱した概念である（第2章参照）。正統的周辺参加論では、学習を、共同体への参加と熟練者としてのアイデンティティ（熟練のアイデンティティ）の構築として捉える。共同体への参加を学習の条件として、古参者や親方を見て、あこがれ、自分も同じように「ああいう人たちになること」を願う、すなわち後継者になろうとしている点において正統的、参加することで中心的な実践ではなくても共同体の実践の一部を担う点において周辺的であると理解される。第4章で紹介したように、門井氏は栗原氏にあこがれ、門井氏の後輩たちは門井氏にあこがれ、これが代替わりとともに繰り返され、栗原整形外科では柔道整復師の学習と成長が生起し続けた。

参加という形態が、熟練のアイデンティティ構築に重要な役割を示すということは、学習の要諦が学校教育や試験などではなく、労働という社会的実践そのものの中に、いわば「状況に埋め込まれた」状態で存在することを示唆する。共同体の新参者に対し、実践の仕方を教え込むのではなく実践そのものを構成させること、学習者ではなく実践者として捉えること等により、決められたことを習得するだけでなく、自らが熟練者である、あるいは熟練に至る過程に存在する者である自覚を持つことが重要とされる（Lave and Wenger 1991）。有元は正統的周辺参加の特質として、「学習の成り立ちに必須だと思われてきた教育（教え込み的教授行為didactic instruction）やテストや賞賛や非難がなくとも、普段の社会的実践の中でほとんどだれもが一人前のメンバーになること」を指摘している（有元 二〇〇五：一一六‐一一七）。

複数の柔道整復師で構成される共同体では、順を追って新参者が古参者へと入れ替わり、次々と新たなほねつぎが養成されていく。新参者が古参者にあこがれながら、正統的かつ周辺的に運動器の保存療法という社会的実践に実際に参加し、共同体の一員として、「ああいう人たちになること」を目標としているのであれば、学習は必ず生起し続ける。社会的実践の場は、学校とは異なり、柔道整復師に試験や審査が課されることがなくとも、学習とそれに伴う成長が起こる。門井氏が修行した栗原整形外科では、現在もなお、一定の修行を積んだ多くの者が在籍期間中に骨の接げるほねつぎとなる。ドレイファス・モデルやベナー・モデルにおける第五段階（expert）の領域に至る者はまれであるが、少なくとも第三段階（competent）、比較的長期間、より徹底した修練を積んだ者は第四段階（proficient）に到達していると推測される。

ここで、栗原整形外科における正統的周辺参加の実際を記述してみたい。栗原整形外科では開院時より柔道整復師を雇用しているが、第4章で詳述したとおり、栗原宏介医師が柔道整復師の保存療法、とりわけ徒手整復の技術に瞠目したことが端緒である。以来、栗原整形外科の柔道整復師は、医師の指示および指導のもと、運動器疾患に関する多様な業務を担ってきた。柔道整復師が比較的小規模な整形外科診療所に勤務する形態は、接骨院開業ならびに接骨院勤務ほど多くはないが相当数存在する。それに比べ、大学病院や地域基幹病院等のいわゆる大病院では、医療従事者として柔道整復師が勤務している例は皆無に近い。第1章で述べたように、プライマリ・ケアを担うことの多い地域の小規模な診療所においては、観血（手術）療法よりもむしろ非観血（保存）療法を確実に行えることが重要である。そこで、運動器の外傷、障害の保存療法を専門とする柔道整復師が業務を行うことは、医師の業務を補完するうえで、また柔道整復師の職能向上のためにたいへん合理的な形態であると考えられる。

栗原整形外科における柔道整復師の具体的な業務は、まず最も専門性を発揮できる骨折・脱臼における徒手整復ならびに固定（ギプス固定、包帯固定、テーピング等）、次いで手技療法、運動療法などの後療である。その他、周辺雑務がたいへん多い。

栗原整形外科の柔道整復師は、数年から十数年間の修行を経て、多くは接骨院を開業し独立する。この期間に典型的な正統的周辺参加がみられ、柔道整復師としての、さらには栗原整形外科の柔道整復師としてのハビトゥスが形成される。

共同体の構成は、最古参で様々な指示・任命権限を持ち、指示系統の頂点に立つ主任（一名）、入職して日が浅い新参者（一〜三名程度）、その中間である中堅（五〜八名程度）が存在し、明確なヒエラルキー hierarchy が形成されている。また、医師は主任に大きな権限を与えている。これは一般的な組織にみられる事象と同一であるが、レイヴとウェンガーの言う「大親方」である医師が、「小親方」として古参の柔道整復師を主任に任命することで、共同体のヒエラルキーは確実に機能する強固なものとなる。レイヴとウェンガーによると、共同体の新参者にとって、医師や主任など親方にあたる存在は、同一の場で職務にあたっていたとしても「尊敬の対象として迂遠」であり、「初歩的な低次の活動ではほとんど関与できない存在」である。

正統的周辺参加論から栗原整形外科を鳥瞰した場合、先述したとおり、「親方」は医師にあたり、「熟練の古参者」（大親方を医師とするならば、小親方）が主任もしくは主任に準ずる経験と技量を持つ古参の柔道整復師にあたる。柔道整復師はどれだけ多くの経験を重ね熟練のアイデンティティを形成したとしても、当然、医師法に規定される診断、投薬、手術等の業務は行えない。同じ社会的実践の中における職種の相違に注意する必要があるが、医師であっても運動器治療に携わる者としての先達であるという点、ひいては医療人であるという点において、職種は異なっても親方としての存在が可能となると考えられる。

栗原整形外科に入職した者は、まず施設内の清掃や物理療法機器の管理、倉庫の管理や備品の補充などの業務を行うこととなる。これは資格および経験の有無、年齢に関係なく一律である。この段階を通じて、どのような物品がどの程度必要でどのような場合に必要となるのか、補充の必要が発生した場合の業者との連絡調整、また患者ならびに自分を含む同僚が快適な環境で過ごすための手立てを知る。また、事務職員の対応できない時間帯に救急患者が来院した場合には、新参者が新規の診療録（カルテ）を作成する。

これらは、直接的な治療行為にはあたらないが、この過程なくしてその後の処置を行うことは不可能である点において、明らかに周辺領域における労働であり社会的実践である。すなわち、新参者でも臨床現場における社会的実践に実際に参加していることになる。

この時期は、柔道整復の実務だけでなく、様々な周辺業務や構造や概念、社会に踏み出した直後の者であれば社会人としての態度を学ぶ時期である。例えば、診療録作成の際には、日本の健康保険には大別して社会保険と国民健康保険があること、またその相違を知り、社会保障に関する大雑把な知識を得て活用できるようになる。また、交通事故などの第三者行為による負傷や労働災害では、通常の保険とは異なる制度があることを知る。高齢者の移動介助の方法や包帯の洗濯の仕方、また「お大事にどうぞ」という医療独特の挨拶を覚えるのもこの時期である。これらは、具体的な柔道整復師業務に直接関わるものではないが、明確な参加による学習の一形態であり重要な実践である。

次に、診察や処置への立会いを許可されるまでをみていく。栗原整形外科では、医師の立会いならびに指示・指導のもと、患者に対する様々な処置に柔道整復師が関与する。代表的なものは、外傷の急性期においては骨折や脱臼の徒手整復や固定である。回復期においては後療を行う。骨折の急患対応時の流れを例示する。骨折の救急患者が来院し、医師が診察を行い、主任が立ち会う。主任が不在の場合は中堅の古参者から立会いを許されるが、新参者であるほど雑多な業務、例えば診療放射線技師との連絡や、予想される処置の材料の準備や環境整備に追われ、診察に立ち会えないことが多い。診察への立会いを許されるには、まず当該外傷に関して予想される処置を熟知し、それらの処置に必要な準備を完遂できる能力があること、また同部の骨折に関する最低限の知識を獲得していることが求められる。新参者には、その場にいる先輩より「この肢位から考えられる神経損傷は何か」「骨片転位に関与する筋の名称は何か」といった質問がなされる場合もある。これらは試験ではないが、回答できなかった場合、十分な知識を獲得したと見なされるまで次段階の業務を行うことは許されない。

続いて、術者と助手の関係性について骨折の処置を例示しながら述べる。「骨接ぎ」の際は、直接徒手整復を行う術者が中心となり、患者の手持ちや足持ちを行う第一助手、ギプス包帯等で固定を行う第二助手等が派生する。術者、第一助手、第二助手の三者が揃うことが骨折整復時の基本形である。その場の人員が多い場合には、患者の身体を抑制する者、ギプス包帯を湯に浸潤させる者、ギプス等の固定の仕上げの工程を行う者等、多種の助手が派生する。人員が少なければ一人の助手が様々なことを行い、さらに術者単独の場合は術者がすべての業務を遂行する。また、術者と助手の関係には二類型が存在する。まず、術者が指導的立場にあり、助手に指示および指導を与える場合、次に術者が指導を受ける立場であり、助手が指導的立場にある場合である。骨折の徒手整復には、経験に基づく高度な専門的知識と技術が要求される。したがって、経験豊富な古参者が徒手整復にあたる方が処置はより確実なものとなる。しかし、後進の育成も重要な課題であり、まず経験させてみるという局面が発生する。この場合、助手を務める古参者による指導のもと、処置が進行する。術者の技量があまりにも不足している場合は、古参者の判断で術者の交代がなされる場合もある。

また、以下のような場面も観察された。新参者に限らず、古参に至るすべての段階でいえることであるが、比較的入職の時期が近い者どうしの連帯感には、情操を超えた効果があると考えられる。レイヴとウェンガーは、徒弟制における徒弟－親方という関係のほか、徒弟－徒弟という関係性にも着目している。徒弟が他の徒弟との関係において多くのことを学習することについて、典型的であるとしたうえで、仲間どうしや仲間に近い関係どうしで知識の相互伝達が可能な場合には、それは「とびぬけて迅速で効果的」と述べている。栗原整形外科においても、同時期入職者間の連帯において、相互に補完し合う関係が見られた。古参者による助言が得られても、助言自体が高度過ぎる場合や心理的障壁が存在する場合等があり、知識的にも技術的にも大差ない気のおけない者からの補完は、迅速で効果的であると考えられる。

そして、栗原整形外科に入職した柔道整復師は、最終的に業務全般に関わる「十全的参加」の状態に至り、イニシアティヴをとるようになる。レイヴとウェンガーは、正統的周辺参加において、「ああいう人たちになること」が具体化した到達点であるとし、「目標、課題、あるいは知識獲得というような狭い、単純なことばで表現するには、それはあまりにも複雑」と述べている。この段階では、これまで先輩が対処していた状況を自分で克服しなければならず、患者に対しても責任を負う。積極的な学習をしなければ淘汰される時期であり、少数であるが淘汰される者も存在する。この状況を克服した者には、熟練のアイデンティティが構築されると考えられる。

また、術者となるには、膨大な助手の経験が必要である。助手を経てやがて術者となり、そこで初めて理解できる助手の重要性やコツもある。それらを踏まえ熟練のアイデンティティを構築し、指導する側に回る。この段階では医師からも信頼されるようになり、周辺的な業務から中心的な業務へ、実践の内容と責任がさらに高度化する。

レイヴとウェンガーの著書の翻訳を手がけた佐伯は、その解説の中で、正統的周辺参加論における学習とは「共同体の再生産、変容、変化のサイクルの中にある」とし、新参者は次第に古参者になっていくにつれ、新たに台頭した新参者とは緊張関係となること、かつて新参者であった古参者は、新たな新参者を自らの活動において利用し、支援し、新鮮でとらわれない発想を学び、やがて新参者が台頭してくるにつれ、ついには交代を余儀なくされるに至ると述べている（佐伯［レイヴ／ウェンガー 一九九三：一八九］）。栗原整形外科の柔道整復師は、最終的には清掃はもとより、栗原整形外科の柔道整復師としての業務すべてを行えるようになり（十全的参加）、熟練のアイデンティティを構築し、多くの者が独立し接骨院を開業するほか、最近では活躍の場を教職に求める者も出現している。

（2）正統的周辺参加論は「現場のたたき上げ」を支持する

述べてきたように、柔道整復師の成長の過程においては、とりわけ下積みや助手の経験が重要である。現在、柔道整復師養成校の学生や若手の柔道整復師に、長期間、長時間、上下関係、厳格などの印象のある、「修行」的研修が避けられる傾向にある。徒弟制の煩わしい側面ばかりが強調され、周辺業務を回避して技術ばかりを習得しようとする者も多い。しかし、一見業務に関係のない雑務に見えるようなことでも、業務の本質や文脈を捉えるためには「段取り」こそが重要で、これは周辺的業務からしか学ぶことはできない。例えばリンチ Lynch は、大学における化学実験の観察研究から、化学実験の方法は詳細な教示、文字化されたマニュアルなどには還元できないと指摘する（Lynch 1983：205－238）。むしろ失敗やその即興的修復、現状に関する状況的探索などから構成されているとし、例えばフラスコや試験管などの容器の洗浄はいつも同じように行われるわけではなく、用いた薬品、次に用いる薬品などに依存して洗浄の方法や丁寧さは異なってくる。マニュアルはあくまでリソースの一つに過ぎず、マニュアルを深く理解することで実験方法が理解できるのではなく、身体的空間的に実験を組織化していく中で、マニュアルの内容も理解できるようになるとする。リンチはさらに、実験テーブルの空間的配置についても「テーブルの上に置かれた装置や材料の配置は、次に何をなすべきかといった将来の行為の道筋のための化学的推論の貯蔵庫」と表現している。すなわち、本質に迫る「推論」ができるようになるためには「段取り」の能力が必須で、いわゆるでっち、見習いの段階を経なければ将来的に大局を見渡した仕事をすることはできない。

現在の柔道整復師養成校の実技教育においては、術者を想定した技術習得に偏重しているという問題がある。学生や新卒者は、自分が術者である場面ばかりを想定して実習や試験を重ねてきているため、実際の臨床において助手の重要性を理解せず、入職直後は任務を果たせないことが多い。また術者であっても指示が出せず、また助手がいない場合には何もできず、眼前の状況に対応しきれないことも多い。良質な研修を行っている者は、教科書の記載事項や学校で教授された内容だけでは業務が完遂しないことを知り、先輩に習い、さらに創意工夫を重ね、カンやコツを自分で体得する。やがてそれらは個々の英知として蓄積され、組織の内部で共有され、暗黙知として体系化されていく。

オーア Orr は、機械修理作業における学習の研究より、機械修理技術者が修理をした過去の経験に関して、逸話（アネクドート anecdotes）[1]を互いに話し、そのような物語が不調を診断して新しい修理をスムーズに完遂する方法の決定的な部分を構成していると述べている（Orr 1986）。レイヴとウェンガーは、新参者は古参者の逸話を傾聴する過程で、どのような具体的方法で処理するかを学ぶと同時に、逸話を話すこと自体も学び、実践共同体での正統的参加者となるとした。牧内氏も門井氏も、熟達に至る過程で多くの逸話を聞いたはずである。そして熟達に至った後は、多くの逸話を弟子に語り、そして本書の取材においては筆者にも語りかけた。柔道整復師が修行するうえで重要な要素のひとつは、師や先輩の語り、佐伯の表現によれば「戦争物語」にふれること、そして語ることである。栗原整形外科には柔道整復師の当直制度が存在する。この際、まだ当直に入ることを許可されていない新参者が当直の古参者を訪ね、戦争物語を聞く場面が多く観察された。また、戦争物語は、日常会話の中でもしばしば語られ、ここで多くの技術や知識の伝承がなされていた。臨床現場だけでなく養成校の教員も、多くの「戦争物語」を語ることができる人材であることが望まれる。養成校においても、教科書的知識だけではなく実際に経験し苦労した者でなければ語れない、言語化しにくい英知を伝え続けることが重要であろう。

佐伯は、学習の要諦は参加という形態にあると強調する。貢献する、行為する、という「する側」に立つことが重要であり、「される側」「見る側」では学習は成立しにくいと指摘する（佐伯［レイヴ／ウェンガー 一九九三：一八七］）。柔道整復師の骨接ぎは、慎重な触診を中心として、さらに患者の呼吸や表情などから骨接ぎに必要な情報を抽出しなければならない。視覚情報として捉えることができる他の医療技術と比較するとカンやコツが重視され、この点が職人的であるとされる所以である。柔道整復師がカンやコツを体得し、十分な能力を獲得する方途として、養成校における言語化された知識（形式知）の習得のみでは不十分である。言語化することができない、多くの決定的な部分（暗黙知）を学習するためには、実際に「本物の患者」がいる現場における周辺領域からの参加から始まり、次第に中心的実践に参加していく形態、つまり正統的周辺参加が合理的であると考えられる。正統的周辺参加論は、いわゆる「現場のたたき上げ」の柔道整復師を理論的に支持するものである。

また、共同体のヒエラルキーに基づく正統的周辺参加と医接連携が十分に機能すれば、柔道整復師の職域は拡大し、またその職能の飛躍的な向上が可能となる。栗原整形外科では、注射等を除く非観血療法と後療は柔道整復師、診断と投薬、注射や観血療法は医師という分業が確立していた。非観血療法、つまり保存療法で対応すべき疾患は、その限界まで柔道整復師が職能を発揮し、保存療法で対応しきれない疾患と、もとより保存療法の適応ではない疾患は医師が手術や投薬を行うことで、きわめて有機的な医接連携が実現していた。

2　柔道整復師とケアリング

ケアリングとは、人が人をケア（世話する、面倒をみる、手当てするなどと称される対人援助）する時、個人としての患者に人間的関心と尊重の念を抱く姿勢や態度（配慮や気づかい）を包括して捉えた概念である。「ケアリング」と動名詞形ではない「ケア」の相違について、現状では両語は混同され用いられている。ケアは対人援助における行為そのものを指し、ケアリングはその行為を支持する概念として用いられる場合が多いが、明確な定義はなされていない。本節では、柔道整復師を考えるうえで重要な役割を果たす可能性のあるケアリング論に基づき、柔道整復師の理解を試みる。

（1）ケアリング論の背景と柔道整復師

科学技術の急速な発展を経た一九六〇～七〇年代は、医療から人間が置き去りにされている事実への反省がなされるようになった時代である。医療は、科学 science に立脚した技術としてのキュア cure から、人間的関心を含む「わざ」artとしてのケアcareへ立ち返る必要に迫られた。このような時代を背景として、哲学者のメイヤロフMayeroffが『On Caring』（Mayeroff 1971）を著し、その後、メイヤロフの研究を援用しながら、教育学者のノディングスNoddingsが、女性と関連づけながらケアリング論を展開するなど（Noddings 1984）、多くの立場の研究者により概念の探究がなされた。

柔道整復師は、運動器に生じた損傷を徒手により施術する。徒手による施術、つまり「手当て」は、キュアとケア双方の要素を内包する。浜西による調査では、接骨院を受診する患者は、その理由について「気軽」、「手当てを受けられる」、「説明がわかりやすい」等と回答している。これに対し、医科を受診しない理由について「顔も見ないし触ってもくれない」「会話がなく不安」「すぐに手術と言う」「湿布を貼ってくれるだけ」等と回答している（浜西 二〇〇五：一三一‐一三五）。これらは、接骨院受診患者が、柔道整復師に対し医師には求め得ないケアの役割を期待していることを示す。また患者は、医科では医師ではなく看護師に対し、単なる療養上の世話に留まらないケアを求める。日本看護協会は、看護職を、「保健医療福祉の他の職種と比べ……患者に最も身近にかかわることのできる専門職」で、「「触れる」ことにより看護職と対象者との間に親近感や親密さがもたらされる」職業であるとし、看護の特質として「対象者の身近さという強み」を挙げている（日本看護協会 二〇〇七：一〇‐一三）。このように、看護師と柔道整復師は、患者が医療の中で気軽さやわかりやすさとともに、「手当て」を求める職種であるという点において共通する。同時に、看護師も柔道整復師も、患者を治癒へと導く医療専門職としての厳密性も求められる。つまり医療職のケアには、専門職としてふさわしい能力を以て患者や社会からの要求に応答する責任が伴う。

千明は、看護管理者における熟練看護師 expert nurse の認識の分析において、そのイメージ要素を、臨床判断、熟練した技術技能、リーダーシップ、自分自身を向上させる力の四カテゴリーに分類した。うち、熟練した技術技能のサブカテゴリーとして「テクニックとケアリング能力」を挙げ、熟練した技術技能にはテクニックだけではなくケアリングの能力も含まれるとした（千明 二〇〇六：一－一〇）。看護師は医師の指示のもとに職務を行うが、柔道整復師は独立開業が認められた職種である。したがって柔道整復師は、看護師以上に施術に対する責任が求められる医療専門職であり、牧内氏や門井氏のように「魂のやりとり」（垣内 二〇一一：一七－一八）をしつつ専門的治療を提供することが求められている。しかし現在の、特に業務の軸足を骨接ぎを中心とする外傷治療に置かなくなった柔道整復師は、ケアの表面的な一部分である気軽さ、わかりやすさ、（厳密性を欠いた）手当てのみに依拠し、時に慰安のみを目的とした施術を行っている場合がある。このような状況で、柔道整復師の持つケアリングの構えについて検討することは、職種の専門性と業務の妥当性を判断する新たな観点を提供する可能性がある。

（2）メイヤロフとノディングスのケアリング論

メイヤロフによれば、ケアリングとは、「その人が成長すること、自己実現することをたすけること」である。さらにメイヤロフは「ケアするとき私は、他者を種々の可能性と成長する欲求を持っているものとして身に感じとる。……私は、他者がその成長のために自分を必要としている、と感じとる」（メイヤロフ 一九八七）と述べ、「私は他者の成長が持つ方向に導かれて、肯定的に、そして他者の必要に応じて専心的に応答する」としている。メイヤロフは、これらをケアリングの諸要素（知識、リズムを変えること、忍耐、正直、信頼、謙遜、希望、勇気）および特質（ケアの中の自己実現、結果に対する過程の優位、関与と受容性、他者の不変性、責任における自由、差異の中の同一性、他者を価値あるものとする経験、他者の成長の援助、献身）としてまとめている。

このうち、ケアの中の自己実現 self-realization in caring について、メイヤロフは、ケアリングにおいては他者の自己実現が第一義的に重要としたうえで、「相手をケアすることにおいて、その成長に対して援助することにおいて、私は自己を実現する結果になる」とする。

一方、ノディングスは、メイヤロフの研究を援用しつつ論考を展開したが、両者の相違は、メイヤロフが主に「ケアする人」の視点からケアリングを論じたのに対し、ノディングスは「ケアする人」「ケアされる人」の関係性において論じた点である（中野 一九九九：七一－八〇）。ノディングスは、ケアリングの特徴として、専心没頭 engrossment と動機の転移 motivational displacement を挙げている（ノディングス 一九九七：二五－三三）。専心没頭は、自己の中に他者を受容し他者の問題に全面的に関与する姿勢を、動機の転移は、ケアの動機が自己ではなく他者のうちにある状態を示す。これらは、他者の問題を自己の問題として捉えることを意味し、他者の自己実現が自らの自己実現に直結する状態を示している。

さらにノディングスは、ケアリングを、倫理の原理としてではなくケアする人とされる人の関係として捉え、「自然のケアリング」と「倫理のケアリング」が存在するとした（ノディングス 一九九七：一二四－一六一）。自然のケアリングは、親が乳児をあやすような、愛情に導かれた（つまり自然な）ケアリングを指す。倫理のケアリングは、義務感に駆られて「（したくないが）しなければならない」文脈で発生するケアリングである。誤解されている場合が多いが、この二種のケアリングは、どちらがより高次であるというものではない。

（3）ふさわしい能力と応答する責任

レイニンガーは、メイヤロフやノディングスに先駆けて、ケアリングは看護の「心と魂」であり、あらゆる文化においてみられる普遍的な現象であるとした。しかしながら、レイニンガーは、「ケアは単に家庭で素人が行うもので、それを看護の本質などと考えるのは看護の品格を落とす」、「価値の低いもの」と考える看護師が多いことに驚いたと述懐している（レイニンガー 一九九五：四－一三、一八－一七）。看護学は、自然科学としての厳密性と「高次な」医学と対等であることを希求した。なおかつ看護師が科学的根拠に基づいた医学的治療、つまりキュアを提供する専門職であろうとするならば、ケアリングという曖昧で情緒的な言うまでもない（と認識されていた）概念とは訣別しなければならなかった。看護学が相剋を経ながら発展を遂げ、徐々に医学との相対的独自性を明確なものとし、原点に立ち返る余裕が生じたことで「キュアからケアへ」というテーゼが台頭してきたといえる。

柔道整復師を志す学生にその動機を尋ねると、「人の役に立ちたいと思ったから」、「接骨院で治療してもらい、次は自分がサポートする側に回りたいと思ったから」などの返答がある。これらは柔道整復師に限らず、他の医療職を志す学生にも共通する動機であると思われる。これらの「～したい」と表現される願望の根拠は、メイヤロフの「人は自分の場を発見することによって自分自身を発見する。その人のケアを必要とし、また、その人がケアする必要があるような補充関係にある対象を発見することによって、その人は自分の場というものを発見する」（メイヤロフ 一九八七：一八〇）という考察に収斂される。「役に立ちたい」等の願望は、支援する側が支援される側に対し与える側面が強調されがちだが、実は支援される側との相互的な補充関係によって満たされるものである。

また、レイニンガーは、自身が新人看護師の時代に薫陶を受けた先輩や教師について、彼らからケアリングの概念について教わることはなく、人間的ケア humanistic care を行うことは、「〝当然〟わきまえていることとされていた」と述懐する。柔道整復師の養成教育においても同様のことが言え、養成校では、生命倫理を学ぶことはあっても概念としてのケアリングについて学ぶ機会はない。メイヤロフは「ケアには知識が必要でないとか、誰かをケアすることとは、たとえば、単に好意や温かい関心を示すことだけであるかのように言うことがある」、「もし自分が相手のためにケアしようとするのならば、その相手にふさわしい能力がなければならない」、「私は他者の成長が持つ方向に導かれて、肯定的に、そして他者の必要に応じて専心的に応答する」（メイヤロフ 一九八七：三四、七五、二六）と述べている。これらの指摘は、ケアは好意や関心だけでは成立せず、そこにはいかなる場合・対象であれ医療専門職としてふさわしい能力を以て応答する責任があることを示している。メイヤロフの論考は、柔道整復師の専門性が曖昧となり相対的に低下している現状において、手がかりとなる可能性がある。

ノディングスによるケアリング概念の特徴には、専心没頭と動機の転移があると述べた。平易な例を挙げれば、自分が治療に携わった患者が負傷を克服して競技会で好成績を残したり社会復帰を成し遂げたりした場合、その問題は患者の側に発生していたにもかかわらず、ともに心から喜ぶことができるのは治療者と患者の関係において治療者に専心没頭の姿勢があり、動機の転移が起こっていたからである。例えば牧内氏が、先天性股関節脱臼の患児がランドセルを背負って会いに来てくれた時に涙を流したのも、現在でもその時の患者に「会ってみたい」と感じるのも、この姿勢があったからであろう。これらは、仁慈の心や思いやりなど、いわば言うまでもない当然のこととして軽視されてきた対人援助職としての基本的な姿勢、つまりケアリングの構えに支持される。

ノディングスが、ケアリングには自然のケアリングと倫理のケアリングがあるとしたと述べた。臨床現場に立つ以前の者は、自然のケアリングのみに立脚して対人援助を捉え、その本質を自然で崇高な愛情に求める。しかし、生々しい現場で多くの凄まじい患者や状況に遭遇した者は、倫理のケアリングの感覚を知る。相手は愛すべき者、容易に治癒する者ばかりでは決してなく、専門職として、愛すべき者ではない患者や難治の患者にも向き合わなければならない。尾崎は、複数の対人援助職、つまり「向き合わなければならない人たち」を例に挙げながら、「ゆらぐ」ことの意味と重要性を説いている（尾崎 一九九九：一五一－一七〇）。例えば牧内氏は、「腕を切断してもいいから先生に診てほしい」という患者を、何とか治療しなければならなかった。門井氏は、沖縄で差別や不当な扱いを受け、時に対立しながらも患者と向き合った。初学者が当初抱いていた「役に立ちたい」「サポートしたい」という、ふわっとしたやわらかな願望は、「何とかしなければならない」「治さなければならない」という焦燥感を経て、やがて医療職、専門職としての使命感や義務感に変容していく。これら「ケアリングの構え」は、養成校における観念的な道徳教育によって身につくものではない。これまで述べてきたように、実際の現場で生々しい患者に触れ、能力を問われ、時に凄絶な経験をする中で自己が変容し、鍛えられるものである。この変容は、時に医療の外部から批判されることもある。例えば「あの先生は冷たい」、「あの看護師は愛想がない」、「新人の頃はもっとやさしかった」などの批判、非難である。患者が、医療者から人としてのあたたかさを感じられる医療の方が好ましいことは言うまでもない。しかし、愛想はいいが治せない、トークは盛り上がるが治せないというようでは、その人材は適切性を欠いていると言わざるを得ない。柔道整復師として十分な経験を積む前に独立するような場合は、技術が未熟であるのみならず、患者と向き合う姿勢の醸成、つまり適切な自己変容がなされていないままであることも考えられ、ケアリングの感覚および倫理観の欠如が危惧される。

ホックシールドHochscildは、職務の中で、その場で抱くべき感情と異なる感情がわき上がった場合にその感情を管理する必要が生じる労働のことを感情労働emotional laborと呼んだ（ホックシールド二〇〇〇：七－二四）。感情労働を支えるものは倫理のケアリングである。垣内は、保育労働者の専門性を論じる中で、対人援助職の本質は「魂のやりとり」を伴う「共感共生労働」であると述べている（垣内二〇一一）。牧内氏と門井氏が貫いたのは、まさにこの「魂のやりとり」をしながら、患者とともに歩む道であった。

教育実習や看護実習に臨んだ学生が、一生の財産となる経験をし、目指す職業への志をいっそう確かなものとして帰還することは珍しくない。学生は多くの場合、実習においてなされた生徒や患者との「魂のやりとり」について語る。教師や看護師になりたいという願望が、実習生として向き合わなければならない経験を経たことで、使命感や義務感の萌芽が生じたと考えられる。また、これらの経験は、正の方向を志向するばかりではない。対人援助における他者性を認識することに失敗した場合など、時にあこがれたその職業を激しく嫌悪する契機となったり、進路変更を余儀なくされたりもする苛烈なものでもある。すべての柔道整復師も、治さなければならないという逃げようのない現場で徹底的に揉まれる、つまり修羅場を経験する必要があろう。

ケアリングの重要性が自明となった今、一部の柔道整復師は、手当てという職務の特殊性が持つケアリング機能に依存、安住し、キュアの視点、つまり骨接ぎとしての責任を軽視、放棄している場合がある。「キュアからケアへ」のテーゼは、確実にキュアの機能が果たされている前提で語られることであり、その職種がそもそも果たすことを求められるキュアの機能を放棄することは許されない。例えば、泉澤は、看護師が専門職であるためには「根拠ある実践が必要であり、誰に対しても援助の自明性を明示できなければならない」、「ケアリングを看護の中心に据えたとしても、看護とは何かの問いに、ケアリングをもってすべて答えを出すこと……はできない」（泉澤 二〇〇九：一－一〇）としている。柔道整復師においても同様に、ケアだけでなくキュアの視点を持つことが求められ、養成校、臨床現場の双方においてふさわしい能力（キュアの技術）と、応答する責任（ケアリングの構え）が教えられ育まれるべきであろう。

3　熟達の柔道整復師たらしめるもの

正統的周辺参加論とケアリング論から柔道整復師を捉えてきた。牧内氏と門井氏に共通していたのは以下の点である。仲間と切磋琢磨し徹底的に骨接ぎの技術を磨いた時期があること、柔道整復師だけではなく医師により鍛えられた時期があること、多くの修羅場の経験を持つこと、弟子を育てた経験があること、職業に対する謙虚さと感謝の念を持っていること。これらについてもう少し考えてみたい。

（1）ほねつぎアイデンティティと医師との協働

牧内氏と門井氏は、柔道整復師として、何に価値を見出していたのか。

牧内氏〈大変な、難しい骨折や脱臼が、自分の思ったとおりに整復された時の喜び。逆に、整復されなかった時の悔しさってのは…やった人じゃなきゃわかんないと思うんだよね。特にあの、失敗した時。整復できなかった時。〉

栗原氏〈…〔整復するとき、門井氏が〕バッと〔患者の〕体を持った時にね、もう、このおなかから極まって。〔自分も患者も〕死ぬだ何だって考えない。ビッて力入れて、これを俺は戻すんだ！っていう。俺は、彼の気合いが相当〔すごいと思った〕。〉

牧内氏が自身を語り、栗原氏の門井氏評にもあるように、牧内氏も門井氏も、柔道整復師としてのアイデンティティを「ほねつぎ」であることに置いていた。大仕事をする前の覚悟、正確な整復ができたときの喜び、思うような整復ができなかった時の悔しさ。これらの語りから、彼らが強烈なほねつぎとしてのアイデンティティとともに自己を他者の延長と捉えるケアリングの構えを持っていたことが理解できる。

アイデンティティ概念の提唱者であるエリクソンは、アイデンティティの基本要件は、自己の内的な一貫性の感覚と自分と他者がある本質的な部分を共有しているという感覚であるとした。若き日に強烈な骨接ぎの経験を積んだ両氏は、ほねつぎであることに至上の価値を置いた。また、かつて、すべての柔道整復師が当たり前に「ほねつぎ」であった時代、柔道整復師たちは、他の柔道整復師たちと「本質的な部分の共有」をしやすかったといえる。牧内氏は、金井整形外科で「二〇人以上いた」という柔道整復師たちと、門井氏は石井接骨院の門下で骨接ぎの技を学んだ。さらに、両氏ともほねつぎの技と非観血療法そのものに価値を見出した医師の指導を仰いだということが、熟達の柔道整復師へと歩む転換点であったと思われる。

ピアスPierceは、「組織ベースの自尊心organization-based self-esteem（ＯＢＳＥ）」という概念を提唱している（Pierce 1989: 622–648）。ＯＢＳＥとは、「組織のメンバーとして自分が価値のある存在であると自覚する程度」で、文脈は職務上に限定され、生活全般における通常の自尊心global self-esteemとは区別される。また、デイヴィスDaviesとイースタヴィ＝スミスEasterby-Smithは、五つの企業の六〇名の管理職への調査から、管理職は「新規性が高く従来の能力が適用できず、新しい解決策を考えざるを得ないような問題に直面した時」、「実際にアクションを起こし自分がイニシアティヴをとっていると感じる時」に成長する傾向にあることを明らかにした。さらに、人材開発文化developing cultureが存在する企業とそうでない企業では、管理職の学習に差がみられたという。これらの事実から、デイヴィスとイースタヴィ＝スミスは、経営者に対する実践的なアドバイスとして「管理職がリスク回避傾向に陥らないように、自主的に変化を起こすことを奨励し、新規性の高い職務につける」ことを提言している（Davies and Easterby-Smith 1984: 169–182）。

これらは経営学における論考であるが、専門職の熟達化を考慮するうえで参考になる点が多い。牧内氏も門井氏も、整形外科という社会的実践の場で、医師からほねつぎとして信頼され、多くの患者に必要とされ感謝された経験がＯＢＳＥを高め、医師の期待に応えたり、後進を育てたりする役割を自覚した。その自覚がやがて、正統的周辺参加論で表現される「熟練のアイデンティティ」の構築につながったと推測される。また、医師がいる場には、柔道整復師が単独で業務をしている場よりも、より広範な、高度かつ複雑な問題を持つ患者が訪れる。そこで、まず柔道整復師が限界まで非観血療法を行い、その限界を超える症例や、腫瘍などもとより柔道整復師の業務範囲外の疾患などは医師が治療を行う。この分業、つまり柔道整復師からしてみれば二の矢、三の矢が控えているという状況は、柔道整復師を「リスク回避傾向」に陥らせることなく、職能を最大限に引き出す可能性がある。

　医師と柔道整復師の最大の違いは、生命に対する手立てを持つか否かである。生死や四肢の切断など、医師は、柔道整復師よりはるかに重大な判断と決断を迫られる職業であり、したがって医療におけるヒエラルキーでは、医師は柔道整復師をはじめ他の職種の上位に位置する。生死の境界に関与する職業とそうでない職業とでは、医療をめぐっての「厳しさ」に圧倒的な差異が出る。牧内氏も門井氏も、医師として多くの修羅場をくぐった金井氏、栗原氏に師事することで、医療の深遠さと医療人としての厳密さをいわば叩き込まれた。その厳しさは、ふさわしい能力を以て応答する責任を果たす姿勢、つまりケアリングの構えとしてほねつぎとしての根幹を形成するに至ったと考えられる。

（2）ほねつぎの修羅場の経験

　本書における修羅場とは、専門職がその職務において、高度に複雑で危機的な状況に遭遇した状態を意味する。治さなければならない、何とかしなければならない、いわば崖っぷちの経験である。第3章および4章で詳述したように、牧内氏も門井氏も、ほねつぎとしての多くの修羅場を越えてきた。修羅場の経験が専門職に付加する意味については、ショーン Schön の提唱した反省的実践家 reflective practitioner の概念（ショーン 二〇〇一）が参考となる。

かつて専門職 profession は、「神の信託」profess に基づくものであった。この「神の信託」は、現代では科学と、科学を根拠とする技術へと遷移した。ショーンは、現代の専門職を、技術的合理性 technical rationality を根本原理としているとするが、技術的合理性には限界があると指摘する。ショーンは、技術的熟達者と反省的実践家という二種の専門家像の対比において、専門家および専門性の理解を試みている。技術的熟達者とは、現実の問題に対処するために、専門的知識や科学的技術を合理的に適用する実践者である。一九世紀の実証主義の影響、さらに医学・医療の世界では二〇世紀末から二一世紀にかけてEBM至上主義が台頭し、知識と技術の階層構造、研究と実践の階層分化の潮流が生じた。専門家（あるいは専門職）には、問題解決にあたって一定の枠組みに準じ「標準化された手法」を用いることが求められた。

一方、医師や柔道整復師が臨床で出会う問題をはじめ、社会で生じる諸問題は、複雑で不確実で独自性を持つものがほとんどである。そのため、従来の技術的熟達者という専門家像では、価値の葛藤をはらむ現実の問題に対応しきれなくなってきた。そこでショーンにより示された新たな専門家像が「反省的実践家」である。反省的実践家の概念では、専門家の専門性とは、行為者の活動過程における知と省察《せいさつ》そのものに存在すると考える。専門家がある行為をするとき、その行為の過程で即興的で無自覚的で、必ずしも言語の媒介を必要としない省察が繰り返されている。つまり問題解決のための枠組みは一定ではなく、たえず組み替えられていく。佐藤は、ショーンの著書の邦訳版に寄せ、以下のように解説している。

……現代の専門家は、「技術的合理性」の原理の枠を越えたところで専門家としての実践を遂行している……「技術的合理性」を固守し専門分化した役割に自己の責任を限定する専門家は、クライアントが苦闘している泥沼を山の頂上から見下ろす特権的な存在に過ぎない。クライアントの泥沼を引きうけ、クライアントと共に格闘する新しい専門家たちは「技術的合理性」とは異なる原理で実践を展開しており、そこに専門家としての見識を形成している。ショーンは、この新しい専門家の登場を「技術的合理性」にもとづく「技術的熟達者」technical expertから「行為の中の省察」reflection in actionにもとづく「反省的実践家」として提示している。「反省的実践家」において実践は、所与の科学的技術の適用でもなければ、スペシャリストとしての役割の限定でもない。「反省的実践家」は、クライアントが抱える複雑で複合的な問題に「状況との対話」conversation with situationにもとづく「行為の中の省察」として特徴づけられる特有の実践的認識論practical epistemologyによって対処し、クライアントとともに本質的でより複合的な問題に立ち向かう実践を遂行している。[2]（佐藤［ショーン 二〇〇一：六－七］）

柔道整復師の仕事の質は、経験の質と量によって左右される側面が強い。ショーンの言葉で表現するならば、他の医療職種以上に「状況との対話」を強く求められる職種である。例えば柔道整復師による「包帯を巻く」という行為について、対象について以後予想される腫脹の程度や範囲、患者の活動性等を即興的に判断（状況との対話）し、「きつ過ぎずゆる過ぎず」の包帯を施す必要がある。高度な「状況との対話」の例としては、小児の大腿骨骨幹部骨折の経過で発生する過成長を見越して、あえて短縮転位を残して整復するなどのほねつぎの知恵がある。小児の長管骨骨折では、骨折の治癒に伴い長径（長さ）成長が過剰となることがある。これは骨折治癒機転に伴う充血が骨の長径成長を司る骨端成長軟骨を刺激するためといわれており、大腿骨、上腕骨骨折の際にみられることが多い。この現象を熟知したうえで、眼前の患児の現症と予後を的確に判断できる者のみが踏み出せる領域である。[3]

修羅場との直面にあたっては、患者の「泥沼」を引き受け（応答する責任）、経験と学習により構築される高度な「状況との対話」を通して、「泥沼」を打破すること（ふさわしい能力）が求められる。ショーンはさらに以下のように述べる。

> ……不確実性、独自性、不安定性、そして価値の葛藤が、実証主義の実践的認識論にとってひどく厄介なのはなぜかをたやすく理解できる。……専門家の知識についての厳格な定義は、実践の中心としてみなすことを学んできた現象を排除するものである。そして実践の中心をなす現象に対処する洗練された技法 artistry は、実証主義者にとっては、厳密な専門的知識としての資格を与えるものではないのである。（ショーン 二〇〇一：六〇）

柔道整復師の技術は、経験のみに基づく「低次な」ものといわれることがある。ＥＢＭ至上の潮流の中で、経験に基づく「特有な」実践的認識論を持つ柔道整復師は、「実証主義の」実践的認識論者からすると「ひどく厄介」な存在である。[4]しかし彼らが「特有の」方法で修羅場を克服し、患者を「泥沼」から救ってきたことは事実である。

> 〝厳密性か適切性か〟というこのジレンマは、他の領域以上に実践の領域において、より明瞭に生じる。専門家の実践が変化する位相において、実践者が研究に基づく理論と技法を有効に使用できる高地がある。また技術的解決が不可能なほどに状況が「めちゃくちゃ」に混乱しぬかるんだ低地もある。問題の難しさは次の点にある。技術的関心がいかに大きくても、高地の問題はクライアントやより広い社会にとってあまり重要でないことが比較的多く、一方泥沼の方には人間の最大の関心事がある。……ぬかるんだ低地を選ぶ人々がいる。彼らは、厄介ではあるがきわめて重要な問題に慎重に関与している。そして探求の方法を記述するよう求められた時には、彼らは経験や、試行錯誤、直感について語り、難関をどう乗り越えてきたかを語る。（ショーン 二〇〇一：六二）

牧内氏と門井氏は、柔道整復師として「ぬかるんだ低地」を歩き続けた。そしてその冒険譚を、弟子に、家族に、そして本書の取材においては筆者に、「経験や、試行錯誤、直感について語り、難関をどう乗り越えてきたか」語った。秋田は、ショーンの功績を、それまで非科学的なものとして扱われてきた「実践の中に埋め込まれた知」、実践者自身が即興的、無自覚的に編み出すインフォーマルな知を正統化・正当化し有用性を明らかにしたこと、さらに、知の生成におけるエリート主義、アカデミズム主義に対し非エリート主義かつ民主的アプローチを打ち立てたことであると指摘する（秋田［ショーン 二〇〇一：二一七］）。修羅場の経験から生み出された暗黙知は、その全容を記述可能な形式知に昇華させることは不可能であるが、「本質的に言語化しにくい主観的な性格をもつ体験の内容を限界ギリギリのところまで文字の形で記録する」（佐藤 二〇〇二：一五八）ことは重要な意義を持つ。そして形式知になり得ない暗黙知は、「体得」するよりほかはなく、その条件として、正統的周辺参加による学習が合理的形態であると考えられる。筆者は、熟達の師を持つ柔道整復師たちが、各々の師の教えを記述して残す、いわば「論語」を編む必要があると感じている。

また、牧内氏も門井氏も、修羅場の経験ごとにほねつぎとしての成長を果たしている。当然の現象であるが、この事実にも考察を加えたい。

成功している上級管理職 executives がどのような経験から学んできたのかについて、マクコール McCall は、大企業六社に勤務する「成功している上級管理職」一九一名に対し、大規模なインタビュー調査をしている。インタビューでは「キャリアを振り返り、管理職としての自分の能力を変えるようなイベントやエピソードを少なくとも三つ想起し、それらから何を学んだか」という質問がなされた。分析の結果、彼らは「課題」「他者（上司）」「苦難」の三カテゴリーについて多様な経験を積むことにより、高度な成長を遂げていた（McCall 1988 : 1 – 12）。マクコールの枠組みを用いて、金井と古野は、日本の大企業において同様の調査を行った。この調査では、日本語の「一皮むけた経験」という表現が用いられている。「一皮むけた経験」とは、自己の成長のきっかけとなるインパクトが大きい経験である。この調査によると、①リーダーシップの能力は研修プログラムなどではなく仕事経験から培われる、②ある特定のイベントからある特定のレッスンが得られるというわけではない、③ミドルとトップの「一皮むけた経験」は似通っており、時代背景が違っても同じような経験から学習が起こる、④「一皮むけた経験」が生じた時期は、入社時から退職時まで一様に分布しており、人は何歳になっても経験から学ぶことができる等のことが明らかになっている（金井・古野 二〇〇一：四八－六七）。

牧内氏も門井氏も、「課題」として困難な症例に遭遇し、「他者（上司）」として信頼のおける医師や柔道整復師の指導を受け、そして「苦難」として修羅場の経験を踏んでいる。彼らは、詳述したようにほねつぎとしての修羅場を何度も経験し、結果が成功であっても失敗であっても、その経験ごとに「一皮むけた」。不確実で独自で不安定な個々の臨床においては、特定のイベント（症例と治療）から特定のレッスン（学習効果）が得られるわけではない。彼らは、「偶然」を学習機会に転換することに長けていた。偶発的な事象を学習機会に転換することを重視するキャリアカウンセリングの概念に、計画された偶発性理論 planned happenstance theory がある（Mitchell 1999：115－124）。「個人が偶然の出来事を活かして機会を想像、予測」するのを促すことは、キャリア開発にとってチャンス（chance、偶然）であるとし、その機会をキャリアに結びつけるには、①好奇心 curiosity、②持続性 persistence、③柔軟性 flexibility、④楽観性 optimism、⑤リスクテイキング risk taking の諸要素が必要であるとする。松尾は、この概念を以下のように分析する。

> 新しい学習機会を探索し（好奇心）、挫折しても努力し続け（持続性）、変化する状況に対応し（柔軟性）、新しい機会に直面した時に達成可能であると考え（楽観性）、不確かな結果に直面しても行動すること（リスクテイキング）によって「偶然」をキャリア上の機会に変えることができるのである。
> （松尾 二〇〇六：七五－七六）

修羅場の経験を成長の「チャンス」とするには、実は能力が必要である。例えば名門の運動部に入部し修羅場の経験に恵まれたとしても、すべての者がレギュラーになれるわけではない。骨折や脱臼の治療に定評のある接骨院や整形外科に入職した柔道整復師が、すべて骨の接げるほねつぎとなるわけではない。経験を成果につなげるためには、経験から生じた学習をプロデュースする能力が求められる。コルブKolb は、学習を「経験を変換することで知識を創り出すプロセス」としたうえで、①具体的な経験 concrete experience、②内省的な観察 reflective observation、③抽象的な概念化 abstract conceptualization、④積極的な実験 active experimentation の四段階から成る経験学習モデルを提示している（Kolb 1984：193–212）。松尾は以下のように解説している。

> ①具体的な経験をし（具体的な経験）、②その内容を振り返って内省することで（内省的な観察）、③そこから得られた教訓を抽象的な仮説や概念に落とし込み（抽象的な概念化）、④それを新たな状況に適用する（積極的な実験）ことによって学習するのである。ここで重要なことは、経験そのものよりも、経験を解釈して、そこからどのような法則や教訓を得たかということである。（松尾 二〇〇六：六二－六三）

牧内氏も門井氏も、強烈なほねつぎアイデンティティを持つ柔道整復師であった。失敗すれば悔しいから勉強する。成功してもよりよい次の実践に向けてさらに研鑽する。強烈なアイデンティティは、経験を他者の何倍も血肉にする能力に直結していたと思われる。

（3）弟子を育てる

牧内氏と門井氏は、修行期間を終えた後独立し、接骨院を構えた。開業当初は家族の支援を受けながら軌道に乗せ、やがて弟子をとるようになった。弟子たちは、師の強烈なほねつぎアイデンティティに感化されながら成長していった。師が何を喜び、何を悔しがるのか。弟子たちは師の技だけでなく生き様を見て、ハビトゥスを継承していく。生田は、ハビトゥスを子どもにみられる威光模倣と関連付けてこのように論じる。

> 子どもは同じ社会、文化に生活する目上の者、また権威ある者の動作を模倣しながら、次第にその文化、習慣を身につけていく。……そうした「形」の模倣は、「個々の模倣者に対して秩序立ち、権威のある、証明された行為をなす者の威光」を当の模倣者が認識していることが前提となっている……つまり、目上の者が示す動作を単に「借り受ける」のではなく、そうした動作やそれを産み出す者についての価値判断を子ども自身が行ない、それを自ら「善いもの」として同意するという点である。「威光模倣」、あるいは「権威の認識」とは、社会的な権威への追従ではなく、模倣する対象への価値的な主体的コミットメント、あるいはそれを「善いもの」として同意することであり、模倣者自らがそうした価値に同意しつつ「形」を模倣することに他ならない。（生田 一九八七：二六－三〇）

右記引用の「子ども」を弟子と読み替えることは十分に可能であろう。繰り返し述べるように、現在、柔道整復師の専門性の所在と職域の境界は曖昧となり（好意的に表現すれば多様化し）、大部分の柔道整復師にとって、ほねつぎとしてのアイデンティティを獲得することは困難となっている。現代において柔道整復師の初学者に「ああいう人（たち）になりたい」と思わせる存在は、骨の接げるほねつぎであるばかりではない。スポーツ選手のケアをするトレーナーとしての活動や、非特異的な疼痛に関してその能力を発揮する柔道整復師も増加している。これは「柔道整復師はほねつぎである」という観点からすると議論の余地があるが、需要に確実に応えている点において評価すべきことである。もちろん、それらの職能と「ほねつぎ」の職能を両立させている柔道整復師も存在する。しかしながら、柔道整復師の経営者としての成功にばかり目を向け、「高級車に乗っている」「いい家に住んでいる」「先生と呼ばれ金持ち」など、一部の経営的に成功した柔道整復師の副次的な部分のみにあこがれる「ああいう人になりたい」者も存在する。師が「善いもの」として「骨接ぎ」に価値を置かなければ、弟子にはほねつぎアイデンティティは形成されず、ハビトゥスも異なるものとなる。

前項でふれたショーンは、反省的実践家の育て方についても言及している。秋田は、その特徴を以下のようにまとめる。

> コーチの仕方としてショーンが示しているのは、「俺についてこいタイプ “follow me”」、「一緒にやっていこうタイプ “joint experimentation”」、「うつしだす鏡になるタイプ “hall of mirrors”」の三つのコーチングスタイルである。これは領域によっても異なることが示されている。ただし、いずれ

> のタイプも、コーチが実践した学生の鏡になってあげること（hall of mirrors）が、実践における行為の理論を学ぶための重要な方法として位置づけられる。学び手はその鏡を通して問題と自己自身への省察をおこない、実践を味わい鑑賞し、そのなかで発見を行う。学び手は専門家との協働の会話を通して、専門家の探究の方法を「いっぱしの○○（法律家、医者など）のように考える（thinking like a ○○）」技法を学んでいくのだとしている。（秋田［ショーン 二〇〇一：二二九］）

ハーバード大学法学部には、法曹養成の理念として、“Think like a lawyer” という合言葉がある。これを提唱したラングデル Langdell は、“Law as Science” つまり「法は科学である」との考え方から、事例検討を行うケース・メソッド、教授と学生の対話を重視するソクラテス・メソッド[5]などを導入し、これは現在のアメリカのロースクールの標準的教育法となっている。これらの教育方法への批判はともかく、まだほねつぎではない者が、「本物のほねつぎ」と協働する中で、養成校での実習では遭遇の機会に限界のある「本物の患者」を目の前にして、師との問答を通じ「ほねつぎのように考える」のは、きわめて合理的な形態であると考えられる。また、秋田は、ショーンの主張する反省的実践家の育て方について、以下のようにも解説する。

> その特徴の一つは「なすことによって学ぶ」こと、そしてそれを「コーチする」ことの重視である。なぜなら、反省的実践家としての専門家がもつわざは、……創造的な技法、問題を設定することや即興的に対応する技能、そして状況と対話し、探究し、省察する技法を含むものであり、道具や対象の

操作のみに限定されるものではないからである。（秋田［ショーン 二〇〇一：二一八］）

述べたように、正統的周辺参加論に基づく徒弟制では、社会的実践に「参加」することを学習の要諦であるとする。包帯を丁寧に洗濯し扱いやすい巻軸帯をつくること、油紙の正しい位置に穴を開けること。これらの周辺的業務から始まって、実際に患者の治療を行うようになるまで、牧内氏も門井氏も弟子たちを厳しく「コーチ」し続けた。それは手取り足取りというかたちではなく、弟子たちにほねつぎの鏡としての背中を見せることで達成されていた。弟子たちは「操作のみに限定」した技術ではなく、「状況との対話」を通じ省察を繰り返す師の姿から多くを学んでいったのである。

また、師としての牧内氏も門井氏も、弟子たちの成長の度合いや、レベルの異なるメンバー構成によって仕事の仕方を変えていたはずである。マクダーモット McDermott は、「私たちはお互いにお互いの環境」（McDermott 1976）と述べたが、学んでいたのは弟子ばかりではない。牧内氏も門井氏も、弟子がいるという環境から、また時に弟子からも学んでいたと考えられる。

（4）謙虚と感謝

牧内氏〈…この職業のおかげで、結婚ができ、人並みに子どもを育て、教育し、衣食住もできてます。…常にこの職業に感謝しています。で、これからはですね、微力ですけど、この地域医療とこの業界に少しでも恩返しできるよう、生涯現役で続けたいと思っております。〉

冨江夫人〈…ほねつぎのことは、いつも、その…地位だとか、そういうのは心配してましたね。〉

八郎氏〈…おやじはやっぱり、苦労してるから。ほねつぎの人たちの立場とか、地位とか、そういうのもちゃんとしたいっていう気持ちは間違いなくあって。〉

最後に、牧内氏も門井氏も、柔道整復師という職業への謙虚と感謝の姿勢を持っていたことを考察しておきたい。表面的な謙虚と感謝は、表出するに易い。その姿勢が表面的か本質的かの判断は、利益や賞賛が伴わない行動を行うか否かという点であろう。

松尾は、プロフェッショナルとは「①専門的なサービスを顧客に提供するために知識・スキルを獲得し、②同業者集団に準拠し、③職務を遂行する上で自身の判断に基づいて自律的な行動をとることができ、④同僚や顧客から専門家として認められ、⑤顧客の目標達成を助け、公共の利益に奉仕することを重視し、⑥職業に対する愛着を持って、たとえ外的報酬がなくてもその分野で働きたいという献身的な姿勢を持つ人」であるとする。さらにこれらの次元は、①技術的側面（知識の獲得）、②管理的側面（自律性、自己統制、同業者への準拠）、③精神的側面（他者の援助、公共利益への奉仕、職務へのコミットメント）に整理される。このうち、プロフェッショナリズムの基盤となるのは技術的側面で、その理由は「社会や組織において希少性が高い優れた知識・スキルを持つ人は、組織に縛られずに自律的に行動できるパワーを持つと同時に、徳義上の義務に従わなければならない」からである（松尾 二〇〇六：五〇－五二）。

牧内氏、門井氏ともに、確固たる技術とともに、職業への感謝や業界への奉仕を重視していた。プロフェッショナル、プロフェッションという言葉からは、卓越した技術、知識、指導力などの印象を受けるが、彼らの技術的・管理者的側面だけに注目するのではなく、精神的側面にも注目しなければならない。この側面は、いわゆる企業の社会的責任 corporate social responsibility（ＣＳＲ）などとは質を異にするもので、企業イメージの向上や、株主の目などは考慮の対象としていない。プロフェッショナルが、一職業人として辿った荊棘の道の先に到達した境地と考えるべきである。

4　教育学的に柔道整復師を捉える

正統的周辺参加論、ケアリング論、また経営学領域の論考などにも依拠しながら熟達の柔道整復師の理解を試みてきた。キーワードとしては、ほねつぎとしてのアイデンティティ、ハビトゥス、ふさわしい能力と応答する責任、反省的実践家等が挙げられるだろう。

牧内氏も門井氏も、熟達かつ理解ある医師の存在する恵まれた環境で理想的な医接連携を実現し、正統的周辺参加によって技術と知識を身につけた。そこで多くの骨接ぎを経験し、時に修羅場に直面することで、何を善きものとするのか、ほねつぎとしてのハビトゥスも形成されていった。やがてほねつぎとしての揺るぎないアイデンティティが醸成され、やがてそれは熟練のアイデンティティとなって両氏の根幹を形成していった。自分が「ほねつぎである」という自覚は、どのような状況にもふさわしい能力を以て臨むための研鑽につながった。そして実際に修羅場に直面した時には、逃げることなく応答する責任を果たした。その臨床が成功に終わったとしても、同じ患者は一人として存在しないことから、常に状況から学び続け内省を繰り返した。技術、知識だけではなく、臨床に立つその姿勢から、多くの門弟は多くの学びを授けられた。

牧内氏と門井氏の歩みは、このようなサイクルの中に生じたものである。述べてきたように、現在、柔道整復師が骨接ぎをする機会が激減したことで、柔道整復師のほねつぎとしてのアイデンティティ構築が困難となっている。牧内氏や門井氏に匹敵するレベルの柔道整復師は、今後出現しない可能性が高い。そのような状況で、彼らが熟達に至る過程や職業観、越えてきた修羅場の経験を記述することは、今後の柔道整復師が進むべき手がかりを示す可能性がある。「骨接ぎ」を中核としつつ患者の痛みを取ることに謙虚に向き合い続けたその姿勢は、多くの柔道整復師の指針となるものと考えられる。

（1）第3章注（4）参照。

（2）佐藤は、さらに以下のような言及もしている。「「技術的合理性」の原理は、専門職の間にもハイエラーキー〔筆者注：ヒエラルキー〕を生み出している。基礎科学と応用技術の知的体系が整備された医者や弁護士は「メジャーな専門職」として認知され、看護婦〔原文ママ〕や教師や福祉士のような複雑な実践の性格上、基礎科学や応用技術を厳密化することが困難な領域の専門職は「マイナーな専門職」として地位も待遇も低く扱われてきた」（ショーン二〇〇一：五-六）。

（3）筆者は学生時代、この驚くべき知恵を、牧内氏と門井氏と同じく骨接ぎの達人である志保井義忠氏から教えられた。志保井氏も多くの門弟を育てたほねつぎの巨人である。

（4）例えば、二〇〇二（平成一四）年、岡山で開催された第七五回日本整形外科学会学術集会では、「整形外科医として代替療法を考える―国民の立場で―」として、整形外科開業医、整形外科学教室教授、国会議員、厚生労働官僚、新聞記者ら一〇名をパネリストとして大規模なシンポジウムが開かれている。柔道整復師の起こした死亡例を含む事故などが例示され、「柔道整復学など存在しない」、「整形外科の外傷学とどこが違うのか」等の意見が述べられた。柔道整復師に好意的なパネリストに対し、攻撃的な質疑応答の応酬がなされるなど、異様な雰囲気であったようである（日本臨床整形外科医会 二〇〇四：一二三一－一二七三）。

（5） ソクラテス・メソッド Socrates Method（ソクラティック・メソッドとも）：法学教育の場に導入されている双方向授業のモデル。学生はあらかじめ教材に沿った判例学説を予習したうえで授業に臨み、教師が学生を指名し、学生が答えられなくなるまでの問答を通じて理解を深める。「きわめて優秀な教師ときわめて優秀な学生でなければ学級崩壊する」などの批判も多い。

終章　ほねつぎとしての柔道整復師
――記憶と記録

本書では、熟達の領域に至った柔道整復師本人およびその周囲の人々の語りをもとに、「ほねつぎ」としての柔道整復師を捉えてきた。「ほねつぎ」がどのように育ち、何を経験し何を考えてきたのか。本書で明らかにしたかったのは、多くの柔道整復師たちが認める「あの先生は偉大な〝ほねつぎ〟だね」という共通認識の根底にあるものである。

本書の結論は以下のとおりである。

第一に、「骨の接げるほねつぎ」の中でも、熟達の領域に至った柔道整復師は、徹底したほねつぎとしての修行の時期を経験していた。この時期に、心から尊敬できる師に揺らぐことなく師事し、長期間にわたり多くの薫陶を受けていた。

第二に、彼らは多彩な臨床経験、とりわけ多くの修羅場を克服した経験を持っていた。

第三に、彼らは、強烈なほねつぎとしてのアイデンティティを持っていた。その一部には職業に対する謙虚と感謝が含まれていた。

通底するキーワードとしては、ほねつぎアイデンティティ、ハビトゥス、ふさわしい能力と応答する責任、反省的実践家等が考えられた。

牧内氏も門井氏も、熟達の医師と理想的な医接連携を実現し、正統的周辺参加によって技と知を身につけ、磨きをかけた。彼らは、多くの骨接ぎを経験し、時に修羅場に直面することによって暗黙知を体得するほか、何を善きものとするのかというほねつぎとしてのハビトゥスを内面化していった。これらの過程を通じ、両氏にはほねつぎとしての揺るぎないアイデンティティが醸成され、やがてそれは熟練のアイデンティティとなって両氏の根幹を形成するに至った。自分が熟達の柔道整復師であるという自覚は、どのような状況にも柔道整復師としてふさわしい能力を以て臨むための研鑽につながった。そして実際に修羅場に直面した時には、逃げることなく応答する責任を果たした。どのような状況においても常に状況との対話を通じ、内省を繰り返した。多くの後進や弟子たちは、その背中から、知識や技術に留まらない多くの学びを授けられた。

本書で繰り返し述べてきたように、現在、柔道整復師の職域は曖昧となり、ほねつぎとしての職能は低下の一途を辿っている。将来的に、柔道整復師が再度ほねつぎとして認知され社会から必要とされるためには、様々な課題が山積してはいるが、本書で取材した柔道整復師の歩みから学ぶべきものは少なくないと思われる。

最後に、本書の限界を明示するとともに残された課題を明らかにしておきたい。

まず、筆者と取材対象者には、第2章で述べたような偏りがある。さらに筆者は、牧内氏の教え子ではあるが弟子ではなく、門井氏の後輩ではあるがやはり弟子ではない。彼らの薫陶の本質は、やはり弟子が継承しているものと思われ、今後、彼らに直接の薫陶を受けた者たちが、言うなれば「論語」を編むことが望まれる。また、本書は二名の柔道整復師とその周辺の人物という非常に限定された人々の語りに依拠して展開されたものである。他の柔道整復師を対象とした場合、異なる結果が得られることも考えられる。

次に、本書では、医療の専門細分化、高度化、また柔道整復師の専門性の不明瞭化に伴う骨接ぎの機会の激減の時代に、ほねつぎとしてのアイデンティティを育てる具体的な方策について言及できていない。柔道整復師ならびに非観血療法に理解のある医師との医接連携が重要であるということは指摘できているが、では、現代において双方の職能が最大限に発揮される形態での医接連携をいかに敷衍させていくかという問いについて説明できていない。この点については、少数ではあるが現在もなお存在する、理想的な医接連携を実践している現場の姿を改めて詳らかにする研究が必要となる。

また、本書は「骨の接げないほねつぎ」を否定するおそれをはらんでいる。特に本書では、「ほねつぎ」ならびに「骨接ぎ」の語や意を、大きな価値をはらむものであるという文脈、前提で多用した。現在の柔道整復師には、現実的には骨の接げないほねつぎの方が多いと思われ、本書の主人公たちからしてみれば、筆者も骨の接げないほねつぎであるかもしれない。しかし、骨の接げないほねつぎである者たちが、社会に対し何の貢献もしていないかといえばそうではない。柔道整復師が骨接ぎをしにくくなった現代において、多くの柔道整復師たちは、骨接ぎを要さない外傷や障害の治療、スポーツ選手のケア、医師に見放された非特異的な疼痛に悩む患者への手当て、最近では介護分野において、その職能を活かし社会からの要請に応えている。筆者が危惧するのは、ほねつぎの異名をとる柔道整復師が、「骨接ぎ」はリスクの高い過去の仕事であるとして完全に放棄し、柔道整復師の本分からあまりにも逸脱したところで業務を展開してしまうことである。本書は、「骨の接げないほねつぎはほねつぎではない」という誤解を生じるおそれをはらむ。本書がそのように曲解されないことを願う。

筆者は、インタビューにおいて、取材とはいえ一人で聞くにはもったいないと感じるような多くの示唆を与えられ、大きな教えにふれることができたと感じている。そして改めて、この二人の巨人のような「ほねつぎ」でありたいと願った。

その育成が粗製濫造と表現され、不要論も噴出している柔道整復師が、今後、どのような方向に針路をとるのか。述べたように、現代の柔道整復師は、「ほねつぎ」である者もそうでない者も、多種多様な領域で活躍している。そのような時代においても、筆者はやはり、柔道整復師のほねつぎとしての復活を期待する。

本書は、骨を接ぎ続けた者から発信された。本書が、ほねつぎとしての柔道整復師を考えるうえでの新たな思考と模索の足がかりとなることを願い、結びとする。

> 青年期に、あるいはそれ以前から、はっきりと自分の才能を自覚し、一生ひとすじにその道に精進できる人間は、人間の中でもとくべつ幸運な部類、例外的な部類に属するだろう。（神谷　一九七四：一四八）

参考文献

秋坂真史ほか（二〇〇九）「わが国在住の最長寿者における心身医学的研究（1）ライフスタイル、ライフヒストリーおよび行動医学・認知機能」『心身医学』四九巻二号、一五三－一五九頁。

秋山利輝（二〇〇九）『丁稚のすすめ――夢を実現できる、日本伝統の働き方』幻冬舎。

新井龍也・大西建・小川大和・髙橋渓太・若澤佳樹ほか（二〇一六）「小児期から青年期の運動器外傷・障害における医療施設受診傾向：大学1年生を対象とした調査から」『第二五回日本柔道整復接骨医学会学術大会抄録集』一〇六頁。（一般発表、抄録）

有元典文（二〇〇五）「正統的周辺参加」江川玟成ほか編著『最新教育キーワード137　第13版』時事通信社、一一六－一一七頁。

生田久美子（一九八七）『わざから知る』東京大学出版会。

稲川郁子・早川雅成ほか（二〇〇九）「柔道整復師の専門性獲得過程における正統的周辺参加」『柔道整復接骨医学』一八巻一号、一七－二三頁。

稲川郁子ほか（二〇一〇）「大腿骨頭すべり症に対する徒手整復の検討――徒手整復と低侵襲手術により治療した一例と文献的考察」『柔道整復接骨医学』一八巻二号、一〇四－一一〇頁。

泉澤真紀（二〇〇九）「ケアリングは看護の何なのか――テクノロジー時代におけるケアの倫理と看護」『北海道文教大学研究紀要』三三号、一－一〇頁。

梅本堯夫（一九八五）「邦楽の伝統的教育法」『アプサラス　長広敏雄先生喜寿記念論文集』音楽之友社、一八三－

一八四頁。

江口重幸・斎藤清二・野村直樹編（二〇〇六）『ナラティヴと医療』金剛出版。

海老田大五朗（二〇一八）『柔道整復の社会学的記述』勁草書房。

エリクソン、E・H（二〇一一）『アイデンティティとライフサイクル』西平直・中島由江訳、誠信書房。

大木裕子（二〇〇七）「伝統工芸の技術継承についての比較考察――クレモナ様式とヤマハのヴァイオリン製作の事例」『京都マネジメント・レビュー』一一号、一九―三一頁。

尾崎新（一九九九）『「ゆらぐ」ことのできる力――ゆらぎと社会福祉実践』誠信書房。

垣内国光（二〇一一）『保育に生きる人々――調査に見る保育者の実態と専門性』ひとなる書房。

勝原裕美子（二〇一二）「人を相手とする専門職　看護師」金井壽宏・楠見孝編『実践知　エキスパートの知性』有斐閣、一九四―二二一頁。

門井伸夫（一九九四）「柔道整復師のあり方」『牧内整骨医学研究会機関紙　にわとこ』一七号、一頁。

金井壽宏・古野庸一（二〇〇一）「「一皮むける経験」とリーダーシップ開発――知的競争力の源泉としてのミドルの育成」『一橋ビジネスレビュー』夏号（四九巻一号）、四八―六七頁。

神谷美恵子（一九七四）『こころの旅』日本評論社。

ギアツ、C（一九八七）『文化の解釈学I』吉田禎吾ほか訳、岩波書店。

北岡和代（二〇〇五）「精神科勤務の看護者のバーンアウトと医療事故の因果関係についての検討」『日本看護科学会誌』二五巻三号、三一―四〇頁。

楠見孝（二〇一二）「実践知の獲得　熟達化のメカニズム」金井壽宏・楠見孝編『実践知　エキスパートの知性』有斐閣、三四―四〇頁。

グラッドウェル、M（二〇〇九）『天才！成功する人々の法則』勝間和代訳、講談社。

栗原友介（二〇一二）「巻頭特別インタビュー」『からだサイエンス』一〇七号、一-六頁。

厚生省健康政策局医事課（一九九〇）『逐条解説　あん摩マッサージ指圧師、はり師、きゅう師等に関する法律・柔道整復師法』ぎょうせい。

西條剛央（二〇〇七）『ライブ講義・質的研究とは何か　SCQRMベーシック編』新曜社。

斎藤信治（二〇〇六）「柔道整復師のX線照射事件」『医事法判例百選』有斐閣、一六-一七頁。

佐久川肇編著、植田嘉好子・山本玲菜（二〇〇九）『質的研究のための現象学入門――対人支援の「意味」をわかりたい人へ』医学書院。

佐藤郁哉（二〇〇二）『フィールドワークの技法――問いを育てる、仮説を鍛える』新曜社。

佐野敬介（二〇一七）「小児股関節疾患の診断・治療」『Orthopaedics』三〇巻三〇号、一-一五頁。

ショーン、D（二〇〇一）『専門家の知恵――反省的実践家は行為しながら考える』佐藤学・秋田喜代美訳、ゆみる出版。

杉岡洋一監修、岩本幸英編集（二〇〇四）『神中整形外科学　改訂22版　下巻』南山堂。

杉谷佐久良（二〇〇四）「看護師のライフヒストリーから見るコンピテンシーの獲得過程」『神奈川県立保健福祉大学実践教育センター看護教育研究集録』二九号、一九八-二〇四頁。

住政二郎（二〇一〇）「質的研究の科学性に関する一考察」『外国語教育メディア学会関西支部メソドロジー研究部会２０１０年度報告論集』三〇-四四頁。

全国柔道整復学校協会編（二〇〇三）『包帯固定学』南江堂。

全国柔道整復学校協会編（二〇〇九）『柔道整復学・理論編　改訂第5版』南江堂。

全国柔道整復学校協会編（二〇一八）『柔道整復学・理論編　改訂第6版』南江堂。

全国柔道整復学校協会編（二〇一二）『社団法人設立20周年記念誌』全国柔道整復学校協会。

高島禮子（二〇〇三）「青洲に見る医の原点」『柔道整復接骨医学』一一巻三号、二〇〇三年（シンポジウム、抄録）

千明政好ほか（二〇〇六）「看護管理者が認識するエキスパートナースのイメージに関する研究」『群馬保健学紀要』二六号、一‐一〇頁。

ドレイファス、Ｈ（一九九二）『コンピューターには何ができないか――哲学的人工知能批判』黒崎政男・村若修訳、産業図書。

中川敏郎（一九九五）「華岡青洲の整骨術の展開」『柔道整復接骨医学』三巻四号、二一九‐二二〇頁。

中野啓明（一九九九）「メイヤロフとノディングスの分岐点」『新潟青陵女子短期大学研究報告』二九巻、七一‐八〇頁。

灘久代（二〇〇七）「姑から学んだ助産師業、そして自分が生きた道～三浦和子姉の語り」『日本助産学会誌』二一巻一号、四〇‐五一頁。

日本看護協会（二〇〇七）『看護にかかわる主要な用語の解説――概念的定義・歴史的変遷・社会的文脈』公益社団法人日本看護協会、一〇‐一三頁。

日本柔道整復師会（二〇〇八）『柔道整復学　構築プロジェクト報告集』日本柔道整復師会柔道整復学推進本部。

日本臨床整形外科医会（二〇〇〇）『整形外科医療の周辺問題資料集』日本臨床整形外科医会。

日本臨床整形外科医会（二〇〇四）『整形外科医療の周辺問題資料集 vol.2』日本臨床整形外科医会。

野口康男・越智隆弘編（二〇〇六）『最新整形外科学大系16　骨盤・股関節』中山書店。

野中郁次郎・竹内弘高・梅本勝博（一九九六）『知識創造企業』東洋経済新報社。

野原光・田中法博・森俊也（二〇〇八）「伝統技能の電子媒体記録による伝統技能・近代工業技術の融合」『長野大学紀要』三〇巻二号、一一五‐一二二頁。

ノディングス、Ｎ（一九九七）『ケアリング　倫理と道徳の教育――女性の観点から』立山善康ほか訳、晃洋書房。

浜西千秋（二〇〇五）「小児と医業類似行為の世界」『日本小児整形外科学会誌』一四巻二号、二三一‐二三五頁。

ハント、Ａ（二〇〇九）『リファクタリング・ウェットウェア――達人プログラマーの思考法と学習法』武舍広幸訳、オライリージャパン。

樋口範雄（二〇〇七）「柔道整復師とエックス線照射事件」『日本放射線技術學會雑誌』六三巻八号、九二一－九二三頁。

ブルーナー、J・S（二〇〇四）『教育という文化』岡本夏木・池上貴美子・岡村佳子訳、岩波書店。

米国学術推進会議編著（二〇〇二）『授業を変える――認知心理学の新たな挑戦』森敏昭・秋田喜代美監訳、北大路書房。

ベナー、P（二〇〇五）『ベナー看護論　新訳版――初心者から達人へ』井部俊子監訳、医学書院。

ホックシールド、A（二〇〇〇）『管理される心――感情が商品になるとき』石川准・室伏亜希訳、世界思想社。

ポランニー、M（二〇〇三）『暗黙知の次元』高橋勇夫訳、筑摩書房。

松尾睦（二〇〇六）『経験からの学習――プロフェッショナルへの成長プロセス』同文舘出版。

三宅なほみ（一九八五）「理解におけるインタラクションとは何か」『認知科学選書4　理解とは何か』東京大学出版会、六九－九八頁。

三宅なほみ・白水始（二〇〇三）『学習科学とテクノロジ』放送大学教育振興会。

三宅なほみ（二〇〇四）「学習科学」大津由紀雄・波多野誼余夫編著『認知科学への招待――心の研究のおもしろさに迫る』研究社、一七－三一頁。

村瀬智子（二〇一三）「精神科熟練看護師の看護観変遷の構造分析――A氏のライフストーリーに基づいて」『近大姫路大学紀要』五号、三一－三九頁。

村瀬智子・村瀬雅俊（二〇一三）「熟練看護師のライフヒストリーにおける学習意欲を保持する過程――自己・非自己循環理論の視点から」『クオリティ・エデュケーション』五巻、五三－六九頁。

村瀬智子（二〇一四）「熟練看護師の看護観を変えた経験――2人の熟練看護師のライフヒストリーの比較」『日本赤十字豊田看護大学紀要』九巻一号、三五－五四頁。

メイヤロフ、M（一九八七）『ケアの本質――生きることの意味』田村真・向野宣之訳、ゆみる出版。

湯浅有希子（二〇一六）『柔道整復師――接骨術の西洋医学化と国家資格への歩み』早稲田大学出版部。

レイヴ、J／E・ウェンガー（一九九三）『状況に埋め込まれた学習――正統的周辺参加』佐伯胖訳、産業図書。

レイヴ、J（一九九五）『日常生活の認知行動――ひとは日常生活でどのように計算し、実践するか』無藤隆ほか訳、新曜社。

レイニンガー、M・M（一九九五）『レイニンガー看護論――文化ケアの多様性と普遍性』稲岡文昭監訳、医学書院。

渡辺祐介（二〇一三）「「戦争」から逃れることの困難性～ある逃亡兵のライフストーリー研究」『日本オーラル・ヒストリー研究』九号、一三八－一五二頁。

Davies, J. and M. Easterby-Smith（1984）“ Learning and Developing from Managerial Work Experiences,” *Journal of Management Studies*, 21(2): 169－182.
Ericsson, K.A., R.T. Krampe and C. Tesch-Römer（1993）“The role of deliberate practice in the acquisition of expert performance,” *Psychological Review,* 100(3):363－406.
Ericsson, K.A.（1996）*The Road to Excellence: The Acquisition of Expert Performance in the Arts and Sciences, Sports, and Games*, Lawrence Erlbaum Associates.
Fish, J.B.（1984）“ Cuneiform osteotomy of the femoral neck in the treatment of slipped capital femoral epiphysis,” *J Bone Joint Surg,* 66A（8）：1153－1168.
Geertz, C.（1973）“Thick Description: Toward an Interpretive Theory of Culture,” *The Interpretation of Cultures: Selected Essays*, Basic Books, New York, pp.3－30.
Hatano, G. and K. Inagaki（eds. H. Stevenson, Azuma and K. Hakuta）（1986）“Two courses of expertise,” *Child Development and Education in Japan*, Freeman, New York, pp.262－272.

Kolb, A.Y. and D.A. Kolb（1984）“Learning Styles and Learning Spaces: Enhancing Experiential Learning in Higher Education,” *Academy of Management Learning and Education*, 4（2）：193 – 212.

Lynch, M., E. Livingston and H. Garfinkel（1983） “Temporal order in laboratory work,” K. Knorr-Cetina and M. Mulkay eds., *Science Observed*, Sage, 205 – 238.

Lave, J. and E. Wenger（1991）*Situated Learning: Legitimate Peripheral Participation*, Cambridge University Press, New York.

Lave, J.（1988）*Cognition in Practice: Mind, mathematics, and culture in everyday life*, Cambridge University Press, New York.

Mayeroff, M.（1971）*On Caring*, Harper & Row, New York.

McDermott, R.P.（1976）*Kinds makes sense: An ethnographic account of the interaction management of success and failure in one first-grade classroom*, Unpublished Ph.D. dissertation, Stanford University.

McCall, M.W.（1988）“ Developing Executives Through Work Experience,” *Human Resource Planning,* 11（1）: 1 – 12.

Miller, R.B.（1978）“The information system designer,” *The Analysis of practical Skill*, University Park Press, pp.278-291.

Mitchell, K.E., A.S. Levin and J.D. Krumboltz（1999）“Planned Happenstance: Constructing Unexpected Career Opportunities,” *Journal of Counseling and Development*, 77: 115 – 124.

Noddings, N.（1984）*Caring A Feminine Approach to Ethics & Moral Education*, University of California Press, California.

Orr, J.E.（1986）“Narratives at Work　Story telling as Cooperative Diagnostic Activity,” *Proceedings of the Conference on Computer Supported Cooperative Work December*, 3 – 5, 62 – 72.

Pierce, J.L. et al.（1989）“Organization-Based Self-Esteem: Construct Definition, Measurement, and Validation,” *The Academy of Management Journal,* 32（3）:622 – 648.

Simon, H. and C. William (1973) "Skill in Chess," *American Scientist*, 61: 394 – 403.

Shirouzu, H., N. Miyake and H. Masukawa (2002) "Cognitively active externalization for situated reflection," *Cognitive Science*, 26(4) :469 – 501.

Sloboda, J.A. et al. (1996) "The role of practice in the development of performing musicians," *British Journal of Psychology*, 87: 287 – 309.

Wagner, R.K. and K.E. Stanovich (1996) "Expertise in Reading," K.A. Ericsson ed., *The road to Excellence*, Lawrence Erlbaum Associates, New Jersey.

Wineburg, S.S. (1998) "Reading Abraham Lincoln:An expert-expert study in the interpretation on historical texts," *Cognitive Science*, 22: 319 – 346.

あとがき

本書は、筆者の博士学位請求論文『熟達の柔道整復師に関する質的研究～熟達の柔道整復師の語りから』に加筆、修正を加えたものである。筆者は小学生の頃から柔道に親しみ、爾来三十数年間、柔道衣を着て青畳に立ち続けている。子どもの時分より幾度となく負傷し、そのたびに柔道整復師に助けられ、そして自分が柔道整復師となってからは、痛みや困難を抱える多くの人々とともに歩んできた。しかし、柔道整復師として歩む道程で、柔道整復師という仕事そのものが「叩かれる」現実を突き付けられた。筆者は畢生の仕事の問い直しを余儀なくされ、迷い続けた。そんな時、ほねつぎとして迷いなく進み続ける巨人の背中がぼんやりと見え、いつの間にかその背中を追い始めていた。逡巡の日々、追い続けた背中を記録として残しておきたい。それが本書の原点である。本書が、ほねつぎとしての柔道整復師の「生きられた記録」として、柔道整復師や柔道整復師の教育に携わる方、また柔道整復師という仕事に興味を抱いてくださった一般の方々の思索の一助となれば望外の喜びである。

これまでの柔道整復師界における、骨接ぎの技術的側面と症例報告が中心の研究から、ほねつぎとしての柔道整復師の足跡を記述して残すという本書の試みは、柔道整復師の視点からの質的研究という手法によって可能となった。本書は、ほねつぎの異名を持つ柔道整復師という職業を、文化としての文脈から捉え、記述して残すというパースペクティブを提供した点において独自の貢献をしたといえるだろう。

序章と第1章では、柔道整復師とは何か、また現在の柔道整復師をめぐる概況と問題の所在について、第2章では取材対象者の概略と筆者のポジショナリティについて述べ、先行研究の概観を紹介した。第3章では牧内與吉氏の語りから、第4章では門井伸夫氏の生涯について、門井氏の周辺の人物からの語りをもとにその歩みの一部をまとめた。もちろん、彼らのすべての要素を記述することは不可能であるが、その語りの豊かさや経験の多彩さを記述できたことは本書の大きな成果であった。第5章では、第3、4章を踏まえ、正統的周辺参加論、ケアリング論等に依拠しながら熟達の柔道整復師の理解を試み、彼らを熟達のほねつぎたらしめているものについて考察した。第5章では、彼らの歩みに先行研究による一定の枠組みを与えることで、彼らの歩みを解釈し直すことが可能となった。

このように本書では、二人の柔道整復師が熟達の領域に至るまでの道程の多様性と共通点を記述することができた。本書が掲げるリサーチ・クエスチョンは、厳然とした解を求めるものではない。ほねつぎとしての柔道整復師の歩みを記述したこと自体に本書の意義がある。熟達の柔道整復師がなぜ熟達に至ったのかという問いに対し、従来考えられてきたのは「柔道整復師が〝ほねつぎ〟として存在できた古き良き時代に、人より多くの症例を経験し、人より多く学んだのであろう」という漠然としたものであった。しかし本書によって、社会科学的観点から、彼らが職業に出会い、決定的な人物と出会い師と仰ぎ、苦悩し成長した過程を記述することができた。彼らの歩みを記述することは、ほねつぎの巨人の「生きられた体験」の記録として意義深い。

稿を終えるにあたり、本書の「主人公」である牧内與吉氏、門井伸夫氏に、衷心より感謝を申し上げる。両氏の歩みには、ほねつぎとしての柔道整復師が学ぶべき膨大な英知が詰まっていた。とどまるところを知らない「戦争物語」は、ほねつぎによる骨接ぎの逞しさと豊かさを内包し、柔道整復師であり教育学者である筆者は、「記録」の重要性を痛烈に感じた。お忙しい中お時間を頂戴し、貴重なお話をお聞かせいただいた栗原宏介氏、栗原紀久子氏、門井冨江氏、門井八郎氏、知花誠氏に感謝を申し上げる。研究の一環であることを忘れてしまうような、素敵なお話をたくさん聞かせていただいた。

十数年前、「おまえが書きたいのは〝でっち論〞だろ。おまえにしか書けないことを書けよ」と背中を押してくださった亀山実氏、亀山氏亡き後、背中を押し続けてくださった篠弘樹氏、金井英樹氏、早川雅成氏、取材にご協力くださった牧内整骨院院長の牧内くみ子氏、栗原整形外科院長の栗原友介氏、栗原整形外科一門および門井整骨院一門の柔道整復師の皆様にも感謝を申し上げる。

本書の着想から発刊に至るこの十数年間に、門井伸夫氏と栗原宏介氏が逝去された。そして発刊を目前に控えた二〇一九年秋、牧内與吉氏も泉下の客となられた。ご生前に本書をお届けできなかったことが、ただ残念である。先生方にはたいへん長い時間をお待たせしてしまったが、天国で、ハナタレの骨接ぎを品定めするお気持ちであれこれケチをつけながらご笑覧いただければと願う。

博士後期課程でご指導いただいた垣内国光先生に感謝を申し上げる。垣内先生の指導のもとで学位論文を書いたのは、学部の卒業論文に続き二回目であった。学部時代、柔道のことしか考えていなかったハナタレが博士後期課程に進学するとはいい度胸、厚顔無恥もいいところであったと、今さら忸怩たる思いである。あの時のハナタレもそれなりに大人になり、迷走、休学の二年を含む博士後期課程の五年間を、学部時代と同じようにあたたかく見守ってくださったことは感謝に堪えない。

紙面の都合上掲載することができなかった部分を含む、豊かかつ膨大な語りの上に本書は成立している。

逐語録の作成に多大なご協力をいただいた社会調査士の阿部恭子氏に感謝を申し上げる。また書籍化にあたっては、新潟青陵大学の海老田大五朗准教授に親身かつたくさんのご助言を賜った。そもそも本書は、柔道整復師ではないお立場である海老田氏が、柔道整復師の世界を生き生きと描き出した高著『柔道整復の社会学的記述』に触発されての、いわば姉妹編である。きっかけを与えてくださったことに感謝申し上げる。

本書の表紙を力強い「骨接ギ魂」の書で飾ってくださった風間こずえ氏に感謝申し上げる。母は強し。出版に際し一から十まで面倒をみてくださったナカニシヤ出版の石崎雄高氏に感謝申し上げる。拙稿をそれなりのかたちに仕上げていただいたその過程が、骨折の治癒をみているようであった。

常葉大学健康プロデュース学部健康柔道整復学科の先生方に感謝を申し上げる。教育とは忍耐、今後も先生方と同様に、学生に大きな背中を見せられる教員でありたい。

最後に、常葉大学で出会った学生諸君へ。君たちがほねつぎとして、またほねつぎとしてではなくても、どのような航路を進み何に価値を置き成長していくのか。君たちの人生を、私はいつまでも応援する。どんな場所でも全力で、悔いのない人生を。

ここに書き尽くすことはできないが、また本書の視座の形成に関わってくださったすべての皆様へ。本当にありがとうございました。

なお、本書は常葉大学出版助成制度の助成を受け刊行された。

二〇二〇年一月

マ　行

ヤ・ラ　行

タ　行

ナ　行

ハ　行

カ　行

サ　行

事項索引

人名索引

■著者略歴

稲川郁子（いながわ・いくこ）

1975年	静岡市生まれ。
1997年	日本福祉大学社会福祉学部卒業。
2000年	大東医学技術専門学校柔道整復科卒業。
2015年	明星大学人文学研究科教育学専攻博士後期課程修了。
現　在	常葉大学健康プロデュース学部健康柔道整復学科准教授。博士（教育学）。柔道整復師。社会福祉士。講道館柔道 女子六段。
著　作	「嘉納治五郎の教えから考える柔道形修行の現代的意義」〔共著〕（『常葉大学健康プロデュース学部雑誌』13(1)，2019年），「柔道の「形」における具体的指導の重要性」〔共著〕（『常葉大学健康プロデュース学部雑誌』12(1)，2018年），「柔道整復領域におけるケアリング概念の検討」（『柔道整復接骨医学』23(2)，2014年），他。

骨を接ぐ者

――柔道整復師ほねつぎ論――

2020年3月26日　初版第1刷発行

著　者　稲川郁子

発行者　中西　良

発行所　株式会社　ナカニシヤ出版

〒606-8161　京都府左京区一乗寺木ノ本町15

TEL（075）723-0111

FAX（075）723-0095

http://www.nakanishiya.co.jp/

印刷／製本・モリモト印刷

＊乱丁本・落丁本はお取り替え致します。

ISBN978-4-7795-1438-8　Printed in japan